医療従事者のための
乳幼児の発育と生理機能

国立弘前病院名誉院長
五十嵐 勝朗 著

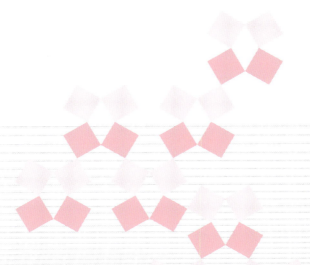

Growth and Development:
Physiological Functions in Infants and Young Children

———— • ————

Written by
Katsuro Igarashi, M.D.
Emeritus President
Hirosaki National Hospital

———— • ————

©First Edition, 2025
KOMICHI Publishing Co., Ltd., Tokyo
Printed in Japan

はじめに

　「子どもは大人のミニチュアではない」と言われていますが、子どもは発育（成長と発達）とともに生理機能が発達していくので大人を小さくしたものとは違います。これを確認しようとして、大人の目線で子どもの成長と発達を理解しようとしても無理があります。それは学問的に解明するのに困難なことがまだ沢山あるからです。解明困難な理由の一つに医学・医療の進歩の未熟さがあります。しかし近年の医療技術の進歩によりかなりのところまで解明されてきました。

　20年前、小児科医の立場から乳幼児の発育について「乳幼児の生理学」を執筆しましたが、今回はその一部を改訂し、対象を小児科医、医学生、研修医、看護師、臨床技士、臨床工学士、栄養士、保育士等の医療従事者まで広げて、子どもの発育を十分に理解していただける教科書を執筆しました。

　改訂にあたり径書房の須藤惟氏、デザイナーの針谷由子氏の情熱と知識、それに伴侶の精神的・時間的の支えに深謝します。

　令和6年12月

五十嵐　勝朗

目 次

1. 総　論 ………………………………………………………………………… 1
2. DNA ………………………………………………………………………… 10
3. 脳 …………………………………………………………………………… 15
4. 反　射 ……………………………………………………………………… 19
5. 呼　吸 ……………………………………………………………………… 29
6. 免　疫 ……………………………………………………………………… 33
7. 消化と代謝 ………………………………………………………………… 41
8. 運　動 ……………………………………………………………………… 43
9. 神　経 ……………………………………………………………………… 47
10. 内分泌 ……………………………………………………………………… 55
11. 睡　眠 ……………………………………………………………………… 62
12. 感　覚 ……………………………………………………………………… 64
13. 皮　膚 ……………………………………………………………………… 69
14. 骨 …………………………………………………………………………… 73
15. 歯 …………………………………………………………………………… 75
16. 体　温 ……………………………………………………………………… 77
17. 発　熱 ……………………………………………………………………… 78
18. 血液と血管 ………………………………………………………………… 79
19. 体　液 ……………………………………………………………………… 81
20. 栄　養 ……………………………………………………………………… 82
21. 生理機能の正常値 ………………………………………………………… 84
22. 尿　意 ……………………………………………………………………… 85
23. 健　診 ……………………………………………………………………… 87
24. く　せ ……………………………………………………………………… 88
25. 環　境 ……………………………………………………………………… 90
26. 事　故 ……………………………………………………………………… 92
27. 発達の異常 ………………………………………………………………… 93

1 総　論

general remarks

　小児科学は，大きくは成育学と小児疾病学とに分けられ，そのうち成育学は子どものこころや身体の成長発達を学ぶ，言い換えると，成長すること，あるいは育つことを学ぶ学問が成育学である[1) 2)]。成育学を学ぶ前に発達生理を理解することが必須である。その理由は「子どもは大人のミニチュアではない」ことからも明らかである。人体生理学の教科書はほとんどが成人が対象であり，乳幼児についての記載は極論すれば数頁に過ぎない。これまでも先人は発達生理について理解の必要を認めながらも十分にできなかったのは，解明すべき手段が乏しかったことも原因にあげられる。まだまだ未知の部分はあるが，最近の医療技術や医療機器の開発で次第に解明されてきた。これは成育学を学ぶために知っておくべき発達生理についてまとめたものである。

妊娠期間の数え方（WHO 1979）

　妊娠期間は最終月経の第1日から数えて満の週数や日数で示す。すなわち，最終月経初日を妊娠0日とし，妊娠0～6日を妊娠満0週とする。分娩予定日は妊娠280日目の満40週である。そして，満37週未満の出産を早（期）産，満37～41週を正期産，満42週以降の出産を過期産と分類している。

胎児の形づくり

　在胎4週の初めに2葉の脳がついた神経系ができ，U字形の心臓もできる。5週に入ると腕や脚ができる。6週の終わりまでに血液は卵黄嚢でつくられ，また，口腔粘膜上皮は増殖し歯列弓の形態をした歯帯を形成する。7週の終わりに目，鼻，口のついた人間の頭部ができる。8週には手足の指がはっきりする。

　受精から胎児としての形が，外見的にも内部的にも整うまでの8週間が重要な期間である。

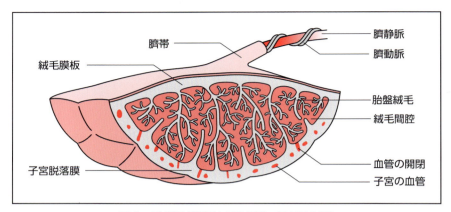

図 1. 胎盤の構造(上が胎児側，下が母体側)

胎児が正常に育つ条件

　胎児が正常に成長するための条件は，必要なものが十分にあることと，成長を歪めるものが存在しないことである。また，胎児期に母親が摂取する食事，睡眠，空気などが十分であることは，虚弱児として生まれないために非常に重要な因子である。

胎盤の機能

　胎盤は一つの臓器でありながらも，呼吸器，消化器，肝臓，泌尿器，内分泌器などと多数の機能を有する臓器である。具体的には，ガス交換，物質交換，関門（バリアー，barrier）としての役割と，さらに特殊な物質の産生器官としての機能を有する。

胎盤の働き[3]

　胎盤にはガス交換・物質交換として単純拡散，促進拡散，飲細胞作用がある。
　単純拡散は受動移送ともいわれ，濃度勾配により移動する。すなわち，高濃度の側から低濃度の側への移動である。この機序により酸素，炭酸ガス，電解質，遊離脂肪酸などガスや電解質などの低分子物質が交換される。また，能動

輸送*・移送*される物質は担体*と結合し，代謝エネルギーを利用して，濃度勾配に逆らって移動する。これにはアミノ酸，水溶性ビタミン（ビタミンB，ビタミンC），カルシウムイオン，鉄イオン，ヨード，リンなど高分子の物質が輸送される。

促進拡散は濃度勾配に依存して移動する。物質は担体と結合し，エネルギーを要して早い速度で移動する。この方法でグルコース（glucose）は移動する。

飲細胞作用（ピノサイトーシス，pinocytosis）は絨毛の絨毛間腔に面する細胞が形質膜にはまり込み，小胞を形成し，物質を細胞内に取り入れる。この方法で免疫グロブリン，リポ蛋白，リン脂質など高分子の物質が輸送される。

 ＊輸送とは，物資を運ぶこと。
 ＊移送とは，ある所から他の所へ移し送ること。
 ＊担体（carrier）とは，物理学では物質中の電流の担い手で電荷を運ぶ粒子（電子・イオン，半導体中の正孔など）のことである。また，生物体で種々の物質と結合し輸送する物質，すなわち輸送体のことである。

胎盤のガス交換

胎盤は胎児の酸素と炭酸ガスの交換を行う。胎児の肺胞は在胎25週までにほぼ成熟する。胎児の肺は絶えず液体を産生するが，その液体は肺毛細血管からの漏出液と，肺胞細胞の分泌する数種の肺表面活性物質から構成されている。

胎児の呼吸様運動は通常は間欠的に起こり，レム睡眠の長さの約1/3に相当する。肺胞液は気管支系から排出されて羊水になる。

胎児期の造血過程

造血細胞を育成する場は，在胎4～8週は卵黄嚢にあり，その後は胎児肝に移る。胎児期の肝臓は血液の血球成分をつくる造血臓器である。具体的には"造血幹細胞"という，さまざまな過程を経ていろいろな種類の白血球，赤血球，血小板に変身できる血球成分の根源となる万能の細胞が存在し，胎児の成長に合わせて活発に血球細胞を産生する。当初はマクロファージ（macrophage，貪食細胞）の造血の場となるが，その後は赤血球の造血の場となる。胎児期の骨髄は基本的には顆粒球造血の場であり，顆粒球分化は骨髄で調節を受ける。

母体と胎盤，胎児を結ぶ血液の流れ，すなわち，母体胎盤の胎児循環に直結して肝臓は存在している。胎盤を介して母体から流れてきた酸素を豊富に含んでいる血液は，胎児の肝臓に流れ込み，肝臓は酸素を供給されながら造血機能を営む一方で，肝臓の細胞群は活発に増殖し，生後に担うべき機能の準備を開始する。出生後に最初の呼吸をした瞬間，この母体胎盤の胎児循環は変化を生じて終了する。

また，胎児は基本的には母親とは別の個体でありながら，正常な発育過程では母体から拒絶されることはない。すなわち，胎児―母胎間の拒絶反応は常時抑制されている。

出生児の分類[4]

- **在胎期間による分類**
  - 正期産児：　　　在胎 37 週以降 42 週未満
  - 過期産児：　　　在胎 42 週以降
  - 早（期）産児：　在胎 37 週未満
  - 超早（期）産児：在胎 28 週未満
- **出生体重による分類**
  - 正期出生体重児：2,500g 以上 4,000g 未満
  - 低出生体重児：　2,500g 未満
  - 極低出生体重児：1,500g 未満
  - 超低出生体重児：1,000g 未満
  - 高出生体重児：　4,000g 以上
  - 超高出生体重児：4,500g 以上

未熟児（premature infant）

生きるために十分な機能を備える以前に生まれた新生児を未熟児という。

新生児の成熟度は妊娠期間ではなく，出生時の胸の厚さ，爪の生え方，皮下脂肪や筋肉の状態，手掌や足蹠の皮膚の状態などで判定する。

発達 (development) とは[1)5)]

　発達とは，生体が時間的な経過に伴い，身体的・精神的機能を変えていく過程のことである。また，人類の文化遺産を習得して，身体的・精神的に変化する過程であり，これには成長（成熟）と学習の二つの要因を含んでいる。内容的には遺伝的要因に加齢（ageing）による自然発達としての変化と，環境的要因による社会的発達としての変化とがある。発達はその両者の相互作用により表現される身体的・環境的変化の過程と考えられる。言い換えると，発達とは精神面と運動面の両面で機能的に成熟していくことである。

　身体は発達に伴い成長するが，発達の根本的な原理はほとんどわかっていない。しかし，成長しきって生まれてくるのではないことはわかっている。すなわち，成長の過程で生まれてきて，自ら育つ存在であるということである[6)]。

発達の分類

胎生期：　　受精から出生まで
新生児期：　臨床的には出生後2週間，WHOの規定では出生後4週間（28日）未満
乳児期：　　新生児期以後〜1年
幼児期：　　1〜6歳
学童期：　　6〜12歳

発育 (growth) とは

　発育とは，成長（growth）と発達（development）を合わせた概念である。成長とは，時間の経過とともに身体の大きさや形，重さが形態的に変化していく過程であり，発達とは，運動機能や精神機能が備わっていく過程である。

　発育には生物学の一般法則である「発育の原則」が当てはまる。発育の原則とは次の6項目である。
1. 発育は連続した現象であり，原則として，ある段階から次の段階に飛躍することはない。
2. 発育は秩序正しく，遺伝的に規定された一定の順序で進む。

例えば，運動機能は「首座り（head control）」から「お座り（sitting）」，「お座り」から「ひとり立ち（standing alone）」，「ひとり立ち」から「歩行（walking）」へと進む。

3. 発育は身体の各部に均一に起こるのではなく，その速度も一定ではない。一般的には体重や身長は乳児期に急速に伸び，幼稚園から小学校低学年では緩徐になり，思春期に再び急速に伸びて成人に達する。器官別にみると，神経系は乳幼児期に最も急速であり，生殖器系は学童期以降と最も遅い。また，免疫機能を担うリンパ系は小児期に成人よりも発育し，感染防御機能の基礎をつくる。

4. 発育にとって，臨界期＊（感受期）という決定的に大切な時期がある。その時期に発育現象＊が起こらないと，将来においてその能力を獲得できない時期である。

　人間の主な臓器・組織は妊娠初期につくられるので，奇形の発生を予防するためには妊娠初期の母体の健康が大事である。

5. 発育には方向性がある。

　発育の代表的な方向性として，頭脚方向（頭部から脚部への発育），近遠方向（身体の中心に近い部位から遠い部位への発育），「粗大」から「微細」方向（粗大な動きから微細な動きへの発育）などがある。

6. 発育は相互作用によって支配される。

　相互作用は，細胞，組織，生殖直後からの母子相互作用＊である。

＊臨界期（critical period）：生物がある特性を獲得するために，生物学的に備わった最も適切で限られた期間のことである。その一定の期間内で適切な経験をすれば学習効果は永続性をもつが，できないとその後の学習が妨げられたりする。

＊発育現象（同調化，entrainment）：新生児の世話に慣れた人（親など）が，新生児に語りかけると，その語りかけと新生児の体動とが同期する。新生児の神経系は発達途上にあるので，泣いたり，微笑んだりさまざまな表情や表出を通して周囲の人たちにいろいろ働きかける。その現象をエントレインメントという。乳児はこれを繰り返しながら，言葉を習得していくと考えられる。

＊母子相互作用：母親と子どもが触覚，視覚，聴覚，嗅覚などの感覚を介してお互いに影響しあい，母と子の人間関係の基盤となる心のきずなを作り上げるメカニズムである。母は表情・行動，音声・言語，文字・符号を，子は表情，手足の動きなどが伝達の手段である。

乳幼児の細胞機能レベル

　乳幼児の細胞機能のレベルが全般的に弱い状態にあるのは，身体が成長のまっただ中にあるからである。これは身体の中の細胞がたくさん急激に増殖しているからである。それだけに身体を構成している細胞の大部分は若さという幼稚さを保ったままで発育，かつ分裂している。すなわち細菌やウイルスへの抵抗力が幼稚であるばかりでなく，均衡は十分でない状態にある。乳幼児の場合は成人のような全身的な細胞機能レベルでの脆弱さより，細胞機能レベルの幼稚さの影響のほうが大である。乳幼児は風邪を引きやすいが，引いても生活を整えると成長期にあるので治癒も早い。風邪を引いているのは細胞機能レベルの衰弱状態といえる。

身体発育評価

　乳幼児の客観的な身体発育評価として，体重や身長から身体全体の大きさを知ることができる。頭囲は中枢神経系の発育を反映し，胸囲や座高は臓器など体幹部の発育状態を間接的に知る手がかりとなる。
　平均出生体重は約3 kg，身長は約50 cm，出生3カ月で約2倍の6 kg，1歳で3倍の9 kg，身長は1歳で約1.5倍の75 cmになる。

- **0歳児**

　出生後1年間で体重は出生時の約3倍に，身長は約1.5倍になる。

- **1〜2歳児**

　体格はやせ型になっていくが，罹病率*は低下する。言葉の質と量は増加する。食事はむら食いや遊び食いが多くなる。

- **3〜5歳児**

　走ったり，スキップしたりする。身体の動きが敏捷になる。友達同士でごっこ遊びをする。生活や遊びの中で人間に対する信頼感，自発性，意欲，豊かな感情，物事への興味，関心，思考力，表現力，運動能力の基礎が養われる。

　*罹病率（prevalence）とは，ある時点（期間ではない）における，ある疾患の割合（proportion）を指す。

各臓器の生理機能の発達[7]

発育とともに，各臓器の生理機能が発達していく。その中で脳の成熟は，主として乳幼児期に行われる。その他，骨や歯は幼児期から学童期の頃に，そして生殖器は思春期の頃に完成していく。

1. 消化器
1）胎便
生後24時間以内に暗緑色で無臭粘稠の胎便（meconium）は排泄され，生後3日頃に終了する。生後5日くらいで黄色の乳児便に移行する。胎便がない場合は下部消化管の異常が疑われる。

2）生理的黄疸
新生児は生理的に多血症である。グルクロン酸の転移酵素の活性の成熟が不十分なために，生後2日頃に血中の非抱合型ビリルビンが増加するので黄疸が生じる。黄疸は3日目頃がピークで1週間頃には消腿する。

3）口腔
新生児の口腔は，哺乳に都合よくできている。摂食行動は哺乳運動から始まるが，哺乳するときは口腔内を陰圧にして，乳首を搾り取るように口全体が蠕動運動している。かなり強い力でほぼ1秒に1回の割合で規則正しく吸い，何分間も吸い続けることが可能である。生後6カ月頃に咀嚼運動が可能になり，乳歯の数が増加していく1～2歳頃には固形の離乳食を食べられるようになる。

4）胃腸
乳児期初期は，胃の筋肉が十分成熟していないために吐乳（vomiting）や溢乳（regurgitation）が多いが，次第に筋肉が発達するにつれて嘔吐しにくくなる。低年齢児では，食物が十分に分解されないまま消化器から吸収されるため，身体が感作されて食物アレルギーを起こすことがある。その間は，その食物を食べないことが大切である。加齢とともに消化器は発達して，食物をすべて栄養素に分解してから吸収するようになると治癒することが多い。

2. 循環器
胎児循環では，肺動脈抵抗は非常に大きく，血液は肺にはほとんど流れない。胎児は酸素分圧は低く，動脈管は拡張したままである。肺血管抵抗は高いため

総論　9

に右心室から駆出された血液は肺動脈から動脈管を介して大動脈へと流れる。その他，開存している卵円孔を介した右左シャント（shunt，短絡）も存在する。胎児では血液は肺からほとんど戻ってこないために左房圧は低い。一方，大量の血液は胎盤から戻ってくるために右房圧は相対的に高くなる。この心房レベルの圧差のために卵円孔は開存したままで，血液の右房から左房へのシャントが生じる。この循環は，出生後に肺呼吸の開始とともに消失し，成人と同様の肺循環が形成される。そのため卵円孔や動脈管の閉鎖，臍帯血管の閉鎖など，心臓・血管系の解剖学的な変化が生じる。動脈管は生後数時間で機能的に閉鎖する。

　新生児期の心臓・血管系には，外見的にはみえないが大きな形態的変化がみられる。新生児は身体内で大切な変化が生じているので，正常に変化させるためには安静と保温が重要である。

3.　生殖器

　学童期初期，すなわち小学校低学年の頃まではほとんど発育しないが，思春期になると急速に成熟する。個人差は大きいが，小学校高学年から中学生の頃に成人の体型へと変化していく。

　思春期の女子は，少しずつ乳房が膨らんでいく。卵巣が成熟すると，その中の卵子がおよそ月1回子宮に送られ，その後は子宮内の血液などと一緒に月経として身体外に排出される。そして，女性ホルモンの影響で体型が丸みを帯びてくる。

　思春期の男子は，精巣で精子がつくられ，他の分泌物と混合して精液となり，精液は射精として身体の外に出される。その他，声は低くなり，ひげなどが生えてくる。

2 DNA[8]

メンデルによって遺伝の法則が明らかにされ，遺伝子（gene）の存在が知られるようになった。また，遺伝はデオキシリボ核酸（deoxyribonucleic acid；DNA）の働きであることは明らかである。遺伝子はデオキシリボ核酸，もしくは DNA と呼ばれるセグメントから構成されている。すべての生命は，種としての遺伝子と，種の中にあっても他と区別される固体独自の個性を有する遺伝子をそれぞれがもっている。遺伝子の役割は，蛋白質のアミノ酸配列をヌク

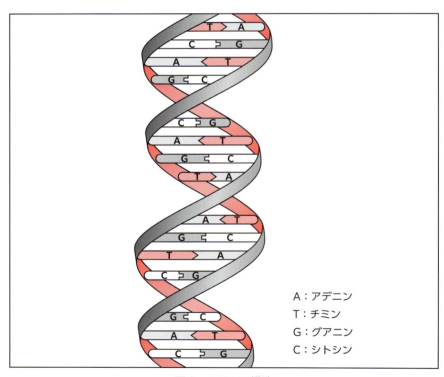

A：アデニン
T：チミン
G：グアニン
C：シトシン

図2．DNA の構造

レオチド配列（DNA）に置換して保存し，世代を越えて維持することである。DNAは二重らせん構造をもち自己複製が可能であること，また，化学的生物学的に安定であることから遺伝子の担い手として最も優れた高分子といわれている。

DNAはすべての真核生物＊の核内に見出される。DNAは4種の窒素を含む塩基 ― アデニン（adenine, A），チミン（thymine, T），グアニン（guanine, G），シトシン（cytosine, C）とペントース（pentose）であるデオキシリボース（deoxyribose），リン酸（phosphoric acid）から構成されている。DNAは塩基とデオキシリボースとリン酸からなるヌクレオチド（nucleotide）を単位として，リン酸を介して隣のヌクレオチドと結合したポリマー（polymer, 重合体）である。

＊真核生物（eukaryota）は真核細胞（eukaryote）からなる生物である。真核細胞の特徴は，細胞内に細胞核と呼ばれる構造をもち，細胞のそれ以外の部分とは膜（核膜）で区切られている。

親子のDNA

子どもは父親と母親のそれぞれ半分ずつの遺伝子を受け継いでいる。したがって，子どものDNAを調べて母親と共通するDNAを除くと，残ったDNAは父親のものとなる。

DNAに刻み込まれている情報とは

典型的な細胞1個のDNAの中には，約30億対のヌクレオチドがある。すなわちDNAには最低30億の遺伝情報がある。この30億の遺伝情報のうちで身体を構築するために必要とされる情報はわずか5～10％に過ぎない。残り90％のDNAには天地創造で生命の元となったアミノ酸から，現在の人間に至るまでの進化の情報が包含されている。これには受精卵（単細胞）から細胞分裂を繰り返しながら進化の過程を再現する様子や，身体を構築する情報に至るまで含まれていることが推察される。

本能と呼ばれる生命を守るための情報

　進化の過程で経験したさまざまな身体の不調や病気の情報，その他，感染症とけが以外で本人自身に起こる身体の不調や病気は，本人自身がもつDNA情報からつくられると推察される。言い換えると改善治癒させるためのDNA情報と能力は本人自身がもっているということである。また，DNAには進化の方向性などの情報が包含されていると推測される。

　類似したDNAは存在しても同じDNAをもつ人は一卵性の多生児以外には存在しない。個人がもっている遺伝情報を生殖によってDNAの交換と再配列を行い，新しいDNAをつくり出して進化を続けている。これらのDNA情報は完結することはなく，個人の新たな経験がDNAに追加記録され，現在も次の世代へと受け継がれて，より完全な生命の完成へと進化している。

DNAの起動と実行

　DNAの情報は常にそのときどきの本人の精神状態によって起動される。同じ精神状態が持続するか，または繰り返されることにより確実に実行される。良い例としては，小さなことでも楽天的でしかも肯定的で，そして快活な精神状態であれば，本人自身の健康を増進させるDNA情報は起動される。この平穏な精神状態が持続し，または繰り返されれば着実に健康状態を増進し続けていく。悪い例としては，外的または内的にいろいろな不満があり，物事に否定的な精神状態であれば，本人自身の健康を否定するDNA情報が起動される。否定的な精神状態が持続し，または繰り返されれば着実に健康でない状態が実行されて身体に不調が生じてしまい，ついには病気といわれる状態へと至る。

細胞の中の生体

　ミトコンドリア*（mitochondria）は，生物が生命を維持するために非常に大切な細胞内の器官である。そのためにミトコンドリアは「生命エネルギーの製造工場」とも呼ばれている。

　ミトコンドリアは生物が呼吸して取り入れた酸素と，食事から取り入れたブドウ糖を，炭酸ガスと水とエネルギーに変える働きをもっている。エネルギー

は保温や運動，それに物事を考えたり，その他の化学合成などに使われる。

> ＊ミトコンドリアとは，ミト（mito ＝糸）とコンドリオン（chondrion ＝粒子）という
> 言葉に由来している。

ミトコンドリアの働き

酸素＋ブドウ糖→ミトコンドリア→炭酸ガス＋水＋エネルギーとなる。

ミトコンドリアは細胞核にあるDNAとは違った独自のDNAをもっている。ミトコンドリアのDNAは本来のDNAと混乱しないために，「mtDNA」と書く。ミトコンドリアには核のようなものはなく，数千のmtDNAがミトコンドリア内に存在する。

ミトコンドリアDNA（mtDNA）

生物がどのように進化したのかを調べるにはmtDNAが都合がよく，その理由は次のような情報が得られるからである。

1. 細胞は増えるときに，自らの遺伝子をコピーする。このコピーでは，ときどき間違ってコピーされることがあるが，この間違いを塩基置換という。また，コピーのときだけではなく，何らかの刺激などでもDNAの配列が変わってしまう塩基置換もある。塩基置換は致命的になるときもあるが，影響がない場合もある。その一方で，塩基置換は生物が環境に適応するのに，非常に大切なことである。もし遺伝子が完璧にコピーされていたら，環境が変化したときはその生物はそれに適応できずに絶滅してしまうことがある。

    また，mtDNAの塩基置換の速度は通常のDNAと比べると5 〜 10倍早いという特性がある。

2. 卵子と精子が受精した後，父親のmtDNAは排除され，母親のmtDNAだけが子どもに伝わることが確認されている。mtDNAはすべて母親と同じmtDNAであり，父親のmtDNAがなぜ伝わらないかは，いまだ解明されていない。

    mtDNAは，母親をたどるだけで一人の女性にたどり着くという特性を利用して，生物の進化を調べることが可能である。この特徴は，種がどのよ

14   DNA

うに進化してきたかを調べるのにわかりやすい。

3. 核にある DNA は一つであるが，一つの細胞の中には mtDNA は数千コ
    ピーが存在する。核にある DNA の場合は，細胞一つひとつからそれぞれ
    一つの DNA を抽出するのに手数がかかる。その点 mtDNA は分析を行
    うのに便利である。

先天異常

　先天異常には遺伝子そのものの異常と，遺伝子が働いて細胞をつくっていく
過程で起こる異常とがある。分裂・増殖が著しく行われる時期の細胞ほど外界
の影響を受けやすい。分裂・増殖するときには外界から必要な物質を盛んに取
り入れなければならない。この時期の酸素不足，栄養摂取不足，ウイルス，薬，
アルコール，タバコなどの有害物の侵入が細胞の分裂・増殖に重大な異常を生
じさせる。細胞分裂・増殖する初期にこのような状況に曝されると細胞は障害
を受け，最悪の場合は流産となる。

3 脳

brain

　脳は身体全体を統括し，均衡を保つ仕組みの中心になっている。脳（細胞）には質的に違う二つの機能がある。一つは神経系の中枢としての機能であり，もう一つは認識（精神）としての機能である。

　神経系の中枢としての機能はさらに随意的機能と不随意的機能の二つに分けられる。

　随意的機能とは人間の認識（意志）を介した神経系の統御である。一方，不随意的機能とは認識を介さないで行う神経系の統御である。この機能は人間の生命を維持するうえで非常に重要である。

　認識とは脳の機能としての像であり，その像には外界が脳に反映してできた

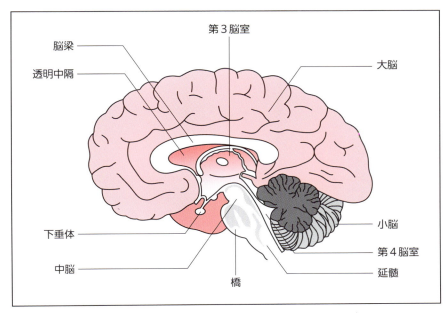

図3．脳の正中断面(間脳は第3脳室の向こう側にある)

ものと，それをもとに合成・発展したものとから成り立っている。

　脳は胎児期の早期に形成され，神経と認識の二つの機能をもっている。脳の神経的な働きは胎児期から開始するが，認識としての働きは胎児期は準備状態である。認識は感覚器官を通して外界の刺激が脳に反映することにより形成されるので，この機能は生まれた瞬間から働き開始される。この働き開始の証拠はうぶ声である。この時期に最も大切なことは，均衡のとれた栄養の供給である。

植物状態と脳死の違い

　植物状態とは，随意的機能は障害されても不随意的機能は残存していて，それ相応に機能している状態，あるいは大脳皮質の機能が低下した状態である。一方，脳死とは脳幹部と大脳の全機能が完全に廃絶した状態である。

脳による身体機能の調節

　身体の機能は，神経系，内分泌系，免疫系の3系統に調節されていて，その中枢は脳にある。神経系は直接に脳が，内分泌系は脳下垂体が統括し，免疫系は松果体と関連している。神経系は情報を電気信号で迅速に伝えるがすぐ消失する。それに対して内分泌系は血液中にホルモンを分泌して情報を伝えるので比較的ゆっくり長く伝える。その他，免疫系はリンパ球が情報を記憶する。

脳の発達の特殊性

　脳は身体全体の成長・発育を統括するので，他の器官より早期に発育するのが特徴である。実際に脳は早期に発達し，2～3歳の間に急激に成長して，3歳で大脳の形態は成人にほぼ近づく。

　機能としては長い時間をかけて発達し，生きている限り発達し続ける可能性はある。

神経細胞の一生

　脳として働きを担う神経細胞は胎児期に分裂・増殖し終えた細胞のままで一生を送る。ただし神経細胞の一つひとつは生まれた後も成長・発育する。脳を構成するグリア細胞は生まれてからも分裂・増殖するので，脳全体としては生後次第に大きくなる。

 ## 脳の成熟時期

　脳の成熟は主に乳幼児期に行われる。大脳は3層からなる。下層の脳幹は生命の維持に必要な心臓，呼吸，体温調節などの機能を司っていて出生時にほぼ完成している。中層は大脳辺縁系で本能や情動の座である。上層の大脳新皮質は知性の中枢であり，高次精神作用に関与し，乳幼児期から急速に発育・発達していく。

 ## 大脳辺縁系[9]

　大脳辺縁系は基本的に生命現象の維持・調節に関与し，そのうえ感情，本能，欲求に関与するので情動脳といわれる。また，自律神経系の最上位中枢である視床下部と連絡し，これを制御し，呼吸，循環，吸収，排泄などにも関与するので内臓脳ともいわれる。さらに，記憶にも関連するので潜在意識の発現の座でもある。大脳辺縁系は，視床下部を介して，内分泌系と自律神経系に影響を及ぼしている。

 ## 脳の重量

　脳の重量は出生時に約350gで成人の約25％である。生後急速に増加して3歳で成人の約80％，6歳で約90％に達する。大脳新皮質の脳細胞は出生時に約140億個あり，出生後は増加しない。しかし，脳細胞の働きを助けるグリア細胞の増加と，脳細胞同士の連絡網（神経回路）が密になるために重量は増加する。

18   脳

中　脳

　中脳は脳の一部であり，間脳の後方，小脳・橋の上方にある。中脳蓋と大脳脚とに分かれ，間を中脳水道が通る。中脳蓋は上下2対の隆起をなすので四丘体とも呼ばれ，上丘は視覚に，下丘は聴覚に関係する。

4 反　射
reflex

　反射とは，有効な刺激を感覚器官，筋肉，腱などの受容器に与えると，意志とは無関係に，しかも自動的に骨格筋，内臓，血管，腺効果器などに反応が生じる現象のことである。与えられた刺激が反応を生じさせるまでの経路を，反射弓といい，有効な刺激による神経の興奮は，受容器，求心性神経，反射中枢，遠心性神経，効果器の順に伝わる。すなわち，反射とは求心路→中枢神経→遠心路の反応のことである。

胎内と胎外での生活の違い

　胎内と違い，胎外での生活は生きていくためには大きな環境の変化である。胎内では必要な栄養は胎盤を通して供給されている。温度はほぼ一定で，排尿もそのままでよいし，身体も洗う必要はない。しかし，胎外では口で母乳やミルクを飲まなければならない。しかも，自分では動けないので，誰かに与えてもらわなければならない。栄養だけではなく，排泄，清潔面でも世話してもらう必要がある。

　新生児・乳児は自らの力で動くことが難しいため，乳を飲むことや危険から身を守るなどの行動は新生児反射（原始反射，primitive reflex）に操られている。

新生児期の特徴

　新生児期には反射の必要性，重要性などが感じられる。新生児の反射には生命の維持や危険から身体を守るのに役立つものが多数含まれている。というより新生児は新しい外的環境に適応するためには有用な反射をもたなければならない。それにはさまざまな複雑な過程を経ているが，大部分は瞬間的に表面化ができている。また，新生児期は反射から随意運動への移行期でもある。

20　反　射

反射から随意連動へ

　新生児の手掌を圧迫すると指を屈曲する。この反射は中枢神経系が発達するにつれて出現が抑制され，表面から消失するもの，乳児型の反応に置き換わるもの，あるいは随意的行動に組み込まれていくものなどとさまざまである。これらのことから反射は随意運動の基礎であり，人間にとって重要であると同時に，必要不可欠な手段であることがわかる。

新生児反射[10]

　新生児には，出生直後から生きていくための力，すなわち反射が備わっていて，すぐにさまざまな動きをする。そのことが新生児反射は原始反射（primitive reflex）ともいわれるゆえんである。原始反射（新生児反射）は健常な新生児に観察される反射的行動で，健常な新生児では中枢神経系の発達とともに多くは生後4〜5カ月で消失する。したがって，反射が出現すべき月齢に観察されなかったり，消失すべき月齢でも残存している場合には何らかの中枢性の障害が考えられる。これらの反射の欠如は中枢性運動神経の障害を意味し，左右非対称は限局性の末梢性運動神経障害が示唆される。

　新生児反射は新生児に特有なものであり，生後2〜3カ月で消去されてしまうものがほとんどである。

- **乳探索反射（breast search reflex）**

　哺乳するための反射で，口腔を刺激すると口を尖らかす。

- **口唇探索反射（rooting reflex）**

　唇の周りに触れると，顔を向けて口を開く。

- **吸い込み反射**

　口に入れたものを吸う反射で，乳・口唇探索反射を併せて，吸いつき反射，あるいは吸啜反射（sucking reflex）ともいう。

- **把握反射（grasping reflex, hand & foot）**

　手掌把握反射と足底把握反射がある。手掌把握反射は検者の指で手掌を圧迫すると全指が屈曲し，検者の指を握りしめる。2日間ぐらいはやや弱いがその後強くなり，生後3〜4カ月で消失する。吸啜運動により促進される。重度脳障害や上部脊髄の障害で把握は生じないことがある。足底把握反射は足底の足

趾部を擦ると足趾は曲がる。
- **バビンスキー反射**（伸展性足底反射，Babinski reflex）

足の裏の外縁をゆっくり踵からつま先に向かって擦ると，母趾が背屈し他の4趾が開く（開扇現象，funning sign）。その動きは把握反射とは対照的である。およそ1年で錐体路の髄鞘化により消失するため，発達検査にも用いられている。

- **緊張性頸反射**（tonic neck reflex）

寝ているとき，首が向いた側の手足が伸び，逆の側は曲がる。

- **モロー反射**（Moro reflex）

抱きつき行動の基礎となる原始的な反射で，抱きつき反射（embrace reflex）ともいわれる。

背中と頭部を支えて仰向けにした状態で上体を起こして急に頭部を落下させると，両手両足を外側に伸ばし，次に人差し指と親指の末節を軽く曲げ，手足を屈曲させる。その後ゆっくり抱き込むような上肢の運動が起こる。これは大きな音や強い振動でも引き起こすことができ，3カ月頃から消失し始める。

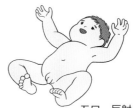
モロー反射

- **交叉伸展反射**（crossed extension reflex）

右の脚を曲げてあげると，左の手が伸びる。逆に，左の脚を曲げてあげると，右の手が伸びる。

- **歩行反射**（stepping reflex）

身体を支え，足を床につけると立とうとしたり，歩く動作をする反射で，起立反射ともいう。

- **とびはね反応**（hopping reaction）

片脚で立っている状態で，重心点がずれるように側方に動かすと新しい重心点まで一歩跳ぶ反応をいう。

- **微笑反射**（smile reflex）

何かに対して，または何に対してでもなく微笑む（反射と考えない立場もある）。

- **十字反射**（cross reflex）

新生児は母親の乳房が頰に触れると，顔を上下左右に向けて乳首を探すように動かし，指先で口の周りを刺激すると，顔をその方に向ける。

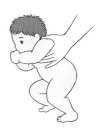
歩行反射

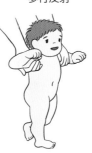
とびはね反応

- **足引っ込め反射（踏み直り反射）**
  足の裏を刺激すると，下肢を屈曲させて足を引っ込める。
- **匍匐反射（creeping reflex）**
  腹這いにするとハイハイするように動かす。
- **飛び込み反射（diving reflex）**
  腹を支えて急に飛び込みのような姿勢をすると頭の先に手を差し伸べる。
- **ガラント反射（Galant reflex）**
  検者が脊柱の外側をゆっくり上から下へ擦ると，刺激側の背側が収縮して側屈する。
- **引き起こし反射（traction response）**
  顔を正面に向けた背臥位で，新生児の両手の手掌に検者の母指を入れて握り，約3秒かけてゆっくり引き起こす。首が座らない新生児でも頭を引き起こす動きをみせる。
- **陽性支持反射（positive supporting reflex）**
  検者が腋窩で垂直に支え，身体を上下させ，足底が床に触れると起立しようとする。

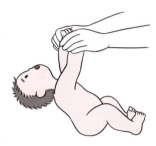

引き起こし反射

- **下肢伸展反射（ATNR, STNR）**
  a. **非対称性緊張性頸反射（asymmetrical tensional neck reflex；ATNR）**
     背臥位で顔の向いている側の上下肢が伸展して，反対側の上下肢が屈曲する。
  b. **対称性緊張性頸反射（symmetrical tensional neck reflex；STNR）**
     腹臥位で頭部を伸展させると上肢は伸展，下肢は屈曲し，頭部を屈曲させると逆に上肢は屈曲，下肢は伸展する。
- **立ち直り反射（righting reflex）**
  a. **頸立ち直り反射（neck righting reflex）**
     背臥位の乳児の頸を一方に向けると肩，体幹，腰部がそのほうに全体に1回転する。
  b. **体幹立ち直り反射（body righting reflex）**
     身体を動かしたときにみられ，頭や体を正常位置に戻し立ち直る。

非対称性緊張性頸反射

c. 迷路性立ち直り反射（labyrinthine reflex）
   目隠しした乳児の身体を左右前後に傾けると，頭を垂直方向に保つ。
d. 視性立ち直り反射（optical righting reflex）
   開眼した乳児の身体を傾けると，体が垂直に立ち直る。
- パラシュート反射（parachute reflex）
   抱き上げた乳児の体を前下方に傾けると，乳児は手を伸ばして身体を支えようとする。

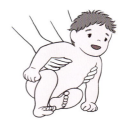

視性立ち直り反射

原始反射消失の正常範囲内の月数

原始反射消失の遅延は中枢性の運動神経の発達障害を意味する。以下は各反射の手技と正常範囲内の消失までの月数である。

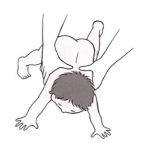

パラシュート反射

- 交叉伸展反射（crossed extension reflex）
    手　　技：　膝を固定して一側下肢を伸展させ，同側の足底を刺激すると反対側下肢が屈曲した後に刺激を与えている指を払いのけるように伸展，交差する
    開始時期：　新生児期
    消失時期：　2カ月
- ガラント反射（Galant reflex）
    手　　技：　脊柱の外側をゆっくり上から下へ擦ると，刺激側の背側が収縮して側屈する
    開始時期：　新生児期
    消失時期：　2カ月
- 吸啜反射（sucking reflex）
    手　　技：　新生児の唇に触れると乳を吸う動作をする
    開始時期：　新生児期
    消失時期：　5カ月
- 口唇探索反射（rooting reflex）
    手　　技：　指で唇を刺激すると口と頭を刺激側に向け指にしゃぶりつく

開始時期：　新生児期

消失時期：　3カ月

- **手掌把握反射（grasping reflex, hand）**

  手　　技：　検者の指を尺側から手に入れ掌側を圧迫すると，手指が屈曲し
  検者の手を握り締める

  開始時期：　新生児期

  消失時期：　3～4カ月

- **モロー反射（Moro reflex）**

  手　　技：　背臥位の児の後頭部に手をやり頭を持ち上げ，そこから15cm
  くらい頭を落下させると両肩関節が外転，肘伸展に続いて，両
  肩関節内転が起こる

  開始時期：　新生児期

  消失時期：　4カ月

- **非対称性緊張性頸反射（asymmetrical tensional neck reflex；ATNR）**

  手　　技：　背臥位にした児の顔を他動的に一方に回すと，顔面側の上下肢
  が伸展し，後頭側の上下肢が屈曲する
  顔の向いた側の上下肢……伸筋が優位に働く
  顔の向きの反対側の上下肢……屈筋が優位に働く

  開始時期：　新生児期

  消失時期：　4～6カ月

- **対称性緊張性頸反射（symmetrical tensional neck reflex；STNR）**

  手　　技：　腹臥位水平抱きで頭部を伸展させると上肢は伸展，下肢は屈曲
  し，頭部を屈曲させると逆に上肢は屈曲，下肢は伸展する
  アゴを上げると……上肢は伸びやすく，下肢は屈曲しやすくなる
  アゴを下げると……上肢は屈曲しやすく，下肢は伸展しやすくなる

  開始時期：　新生児期

  消失時期：　4～6カ月（7～8カ月）

- **緊張性迷路反射（tonic labyrinthine reflex）**

  手　　技：　背臥位で頭部を軽度屈曲させると四肢が伸展し，腹臥位で頭部
  を前屈させると四肢が屈曲する

  開始時期：　新生児期

  消失時期：　5～6カ月

反　射　　25

- **頸立ち直り反射**（neck righting reflex）
  - 手　　技：　背臥位の児の頸を一方に向けると肩，体幹，腰部がその方向に全体に回転する
  - 開始時期：　新生児期
  - 消失時期：　5 ～ 6 カ月
- **バビンスキー反射**（Babinski reflex）
  - 手　　技：　足底外部を刺激すると，足趾（特に母趾）が背屈する
  - 開始時期：　新生児期
  - 消失時期：　18 カ月（12 ～ 24 カ月）
- **支持反射**（supporting reflex）
  - 手　　技：　腋窩で垂直に支え，身体を上下させ，足底が床に触れると起立しようとする
  - 開始時期：　新生児期
  - 消失時期：　4 カ月頃消退，10 カ月頃最強
- **ランドウ反射**（Landau reflex）
  - 手　　技：　腹部を手のひらで支えて水平抱きにする
    - 第 1 相　頸部，体幹軽度屈曲，四肢軽度屈曲
    - 第 2 相　頸部水平，体幹軽度屈曲，四肢軽度屈曲
    - 第 3 相　頸部伸展挙上，体幹伸展，四肢伸展傾向
  - 開始時期：　第 1 相　新生児期
    - 第 2 相　7 週
    - 第 3 相　6 カ月
  - 消失時期：　第 1 相　6 週
    - 第 2 相　3 ～ 4 カ月
    - 第 3 相　1 ～ 2 歳
- **足底把握反射**（grasping reflex, foot）
  - 手　　技：　足底の足趾部を擦ると足趾が曲がる
  - 開始時期：　新生児期
  - 消失時期：　12 カ月
- **脚の台乗せ反射**
  - 手　　技：　児を抱きかかえ，一方の大腿を押さえ，他方の足背を机の端などに擦りつけると下肢が屈曲し，またいで足をつく

26 反 射

開始時期： 新生児期

消失時期： 12カ月

- **体幹立ち直り反射（body righting reflex）**

  手　　技： 側臥位で非対称性に受けた皮膚の刺激により体が正常な位置に
  立ち直る

  開始時期： 6カ月

  消失時期： 4歳

- **迷路性立ち直り反射（labyrinthine reflex）**

  手　　技： 目隠しをした児の腰を支えながら前後左右に体を傾けると頭が
  垂直方向に立ち直る

  開始時期： 腹臥位，背臥位　3～5カ月

  　　　　　座位，立位　6～7カ月

  消失時期： 5歳

- **視性立ち直り反射（optical righting reflex）**

  手　　技： 体を前後左右に傾けると頭部が垂直に立ち直る

  開始時期： 腹臥位　3カ月

  　　　　　座位，立位　5～6カ月

  消失時期： 5歳

- **パラシュート反射（parachute reflex）**

  手　　技： 抱き上げた児の身体を支えて前方に落下させると，両手を伸ば
  し手を開いて体を支えようとする

  開始時期： （1）前方　5～6カ月

  　　　　　（2）側方　7～8カ月，後方　10カ月

  消失時期： ―

- **歩行反射（stepping reflex）**

  手　　技： 立位で，児を前後左右に倒すと，足を出して体重を支える

  開始時期： 9～18カ月頃完成

  消失時期： ―

姿勢反射（postural reflex）

姿勢反射とは，姿勢や運動中の平衡を適正に維持するのに関連する反射であ

る。これらの中枢は延髄や脊髄にあり、さらに小脳によって統合されている。Magnus（1924）は姿勢反射をさらに、①局在性姿勢反射：重力により刺激の加わった肢に起こる応答、②体節姿勢反射：肢の動きにより対側肢に起こる応答、③汎在性姿勢反射：空間での頭部の動きで起こる応答に分類した。

新生児・乳児では大脳発達が未熟なため、皮質下の脳幹・脊髄レベルの反射であり、モロー反射、吸啜反射、口唇探索反射、手掌把握反射などが該当する。

各レベルに属する姿勢反射

● 脊髄レベル

反射中枢の上位が第4脳室の基底に至る領域で中継される原始反射であり、下肢の筋肉が完全な屈曲あるいは伸展のどちらかの型をとる。反射的に四肢を動かすのみで、体幹の移動は不可能である。脊髄内に中枢をもつ反射であり、生後3カ月頃には消失する。

属する反射： 屈筋反射、伸張反射（筋を引き伸ばすとその筋が収縮する反射）、手掌把握反射、足底把握反射、交叉伸展反射、陽性支持反射、側弯（背）反射、歩行反射

● 脳幹レベル

第8脳神経核から赤核の下に至る領域で中継される静的姿勢反射である。出生直後から出現するが、生後6カ月頃までに上位中枢の発達により消失する。

属する反射： 〈汎在性静的反射〉非対称性緊張性頸反射、対称性緊張性頸反射、緊張性迷路反射、連合反射、引き起こし反射
〈局在性静的反射〉陽性支持反射、陰性支持反射

● 中脳レベル

立ち直り反射があり、赤核から上部の中脳レベルで統合されるもので、空間における頭部と身体の正常な関係、ならびに身体各部の相互関係を保持するものである。また、三半規管の刺激で誘発される自動運動反射もある。首も座り、四肢を利用しての移動が可能となる。

属する反射： 頸の立ち直り反射、身体に対する立ち直り反射、頭部に対する迷路性立ち直り反射、視性立ち直り反射、両棲動物的反射がある
〈三半規管の刺激で誘発される自動運動〉モロー反射、ラン

ドウ反射，保護伸展反射（後ろから不意に押されて前に倒れそうになると，両手を前に出して，顔や身体を守ろうとする反射），パラシュート反射

- **大脳皮質レベル**

　急激な身体の重心の変化や体幹に対する四肢の位置の変化に対応して，自動的に身体全体を正しい位置に保持しようとする，いわゆる平衡反射である。大脳皮質，基底核，小脳間の相互作用によって制御される。また，自分の意志によるいろいろな動作は可能となる。獲得後は一生存在する平衡反射である。大脳皮質だけではなく基底核や小脳も関与する。

　　属する反射： パラシュート反射，歩行反射，背屈反射，シーソー反射，視性立ち直り反射

運動反射の消失と随意運動の発生

　大脳皮質下の神経核に支配されている諸反射が出現している反射期から，大脳皮質下の活動を抑制する機能が開始されると，反射が減弱あるいは消失する反射抑制期となる。すなわち大脳皮質の行動を統御する機能が開始されると，随意的な行動が出現する時期となり，随意的行動期に移り変わっていく。

5 呼 吸

respiration

　在胎 6 ～ 16 週頃までに気管，気管支が完成し，在胎 24 ～ 40 週までに，ガス交換が行われる肺胞が発達する。肺サーファクタント（肺界面活性物質*）は肺胞内で産生されるが，在胎 30 週頃から増加し始め，35 週以後に急激に増加する[11]。

　＊肺界面活性物質とは，出生の第 1 呼吸の際に肺胞内にある液相と気相の境界にある界面に表面張力が働き，界面の面積を狭くし肺胞を縮めようとする物質である。

出生時のガス交換[12]

　出生時に正常なガス交換が行われるためには，肺間質液と肺胞液が速やかに除去される必要があり，これには二つの機構が必要である。

1.　産道からの分娩の間に，胎児の胸郭は圧迫され肺の液体が排出される。胸郭が娩出されたときに，肋骨の弾性による反跳で，肺に空気が吸入される。第 1 呼吸の強い吸気で，肺胞が空気で満たされる。

2.　分娩中に胎児のエピネフリン（epinephrine）とノルエピネフリン（norepinephrine）の濃度が上昇し，気道上皮を通過するナトリウムと水分の能動的吸収を促す。

肺呼吸

　第一声のうぶ声とともに，胎盤循環が止まり，出生時の皮膚刺激や光刺激，それに外界との温度差などが呼吸中枢を刺激して肺による第 1 呼吸が始まる。胸郭の弾性により肺が膨らみ，肺胞に空気が入り込む[13]。

　胎児のときに肺胞の中にあった羊水などの液体との間に気相と液相の界面ができて，その間に表面張力が作用する。この表面張力に打ち勝って，肺胞を開いたままの状態に保つために肺サーファクタントが働き，表面張力を低下させ

30　呼吸

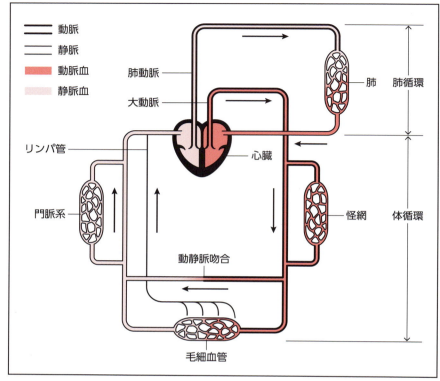

図4．肺循環と体循環（矢印は血流の方向を示す）

る。肺サーファクタントによって肺は虚脱することなく，肺に残っている内液も24時間以内にほとんど吸収されて肺循環と体循環が始まる。

出生直後の呼吸と循環

　第1呼吸の後は循環が大きく変化するので肺血流量は増加して卵円孔は閉鎖する。肺の拡張，酸素分圧上昇，炭酸ガス分圧低下により肺血管は拡張し，肺血管抵抗が急激に低下する。また，呼吸により肺胞の虚脱を起こす気相と液相の界面ができ，その力が肋骨や胸壁の弾性力と拮抗する。その結果，肺の間質圧は低下して肺毛細血管の血流量はさらに増加する。
　肺循環が確立すると肺静脈からの血流は増加し，左房圧は上昇する。呼吸で

呼　吸　31

酸素分圧が上昇すると，臍帯動脈は収縮する。胎盤の血流の減少または途絶で右房への血流量は減少する。こうして右房圧は低下する一方，左房圧は上昇する。その結果，卵円孔は閉鎖する。

　出生後体血管抵抗は肺血管抵抗より高くなり，胎児の血行動態と逆の状態になる。したがって，開存している動脈管の血流の方向が逆転し，左右シャント（shunt，短絡）が形成される。この状態は出生直後すなわち肺血流量が増加して卵円孔の機能的閉鎖が起きた時点から，動脈管が閉鎖する出生の約24時間後まで続く。動脈管とその栄養血管を流れる血液は酸素分圧が高く，これが動脈管の収縮と閉鎖をもたらす。動脈管の閉鎖後は成人型循環に変化する。

新生児の呼吸のメカニズム[14]

1.　胎生期に胎盤を通じて母体から受けていた酸素が出生とともに途絶する。
2.　血液循環は胎児の循環から，成人と同じ循環になり呼吸が開始され空気を吸入する。
3.　吸入した空気が肺に入り込み，空気を肺から排出させなければならない。
4.　泣き声とともに空気を排出させようとするのがうぶ声である。なお新生児のうぶ声は，普通の泣き声ではなく，肺の中に残っている最後の液を吐き出すための咳であるとの説がある。

新生児の呼吸様式

　新生児は胸筋が未発達なので胸式呼吸ではなく，腹式呼吸を行う。
　未熟児では酸素分圧がある程度低下することが呼吸の刺激となる。また，呼吸は意識しなくても自然にするのは，延髄・橋にある呼吸中枢が血液中の酸素，炭酸ガス，血液のpHを感じ取り自動的に呼吸を制御しているためである。

新生児の呼吸の抑制因子

　胎児期，新生児期は副交感神経の発達が優位なために，喉や気道を詰まらせると容易に徐脈や無呼吸発作が起きる。また，脳の呼吸中枢が未熟なために呼吸調節は十分ではなく，それに頸椎や脊柱の発達が不十分なために，不適切な

姿勢をとると肺はもちろん，脳や心臓にまで負担がかかり簡単に呼吸困難を招く。呼吸困難から知能障害を誘発することがある[15]。

吸気と呼気

　肺は吸気により肺胞気（肺胞に入った空気）から酸素を血液に与え，血液から炭酸ガスを肺胞気に排出する。排出された炭酸ガスは呼気によって排出される。血液に入った酸素は赤血球のヘモグロビンに運ばれて末梢組織に到達する。末梢組織では肺と逆のことが行われる。

　呼吸運動には胸式呼吸と腹式呼吸があり，新生児は胸筋が未発達なので腹式呼吸を行う。

6 免 疫
immunity

　病気には生体の体力・気力・環境という，いわゆる自然治癒力で回復可能な病気と，自然治癒力だけでは回復できない状態にまで進んだ病気，あるいは進む確率の高い病気と大きく二つに分けることができる。前者は自然治癒力を高める生活療法が大きい比率を占めるが，後者には生活療法の他に積極的な医学的治療が必要である。自然治癒力の一つに免疫がある。

胸 腺

　胸腺は胸骨の直後で心臓の前上方にあり，出生前に大きさと機能は最大となり，加齢とともに脂肪組織に置換される。胸腺原基は在胎6週頃に第3～4鰓弓から発生してくる上皮性の器官であるが，リンパ性の臓器となる。
　T細胞の分化を促進し，免疫細胞を活性化する胸腺ホルモンを分泌する。

白血球の役割

　病気に罹患しないように守るのが白血球である。白血球は細菌やウイルスなどが入ってくるところに集中して，病原体を貪食するという手段で対処する。白血球には数種類のタイプがあり，タイプ別には顆粒球（好酸球，好中球，好塩基球）～60%弱，リンパ球（T細胞, B細胞）～40%弱，単球・マクロファージ～5%程度などからなり，いずれも細菌やウイルス，その他の外敵を防ぐ役割をしている。顆粒球，単球・マクロファージは骨髄で，リンパ球は主に胸腺などのリンパ組織で分化する。生体内での白血球やリンパ球の寿命は種類により異なるが，1～7日間程度である。顆粒球，単球・マクロファージの主な作用は貪食作用＊であり，リンパ球は免疫に関与している。

　＊貪食作用とは，自分の身体と違う物体を拒否する反応の一つで，細胞が細菌やウイルスなどの異物を細胞内に取り込む作用である。

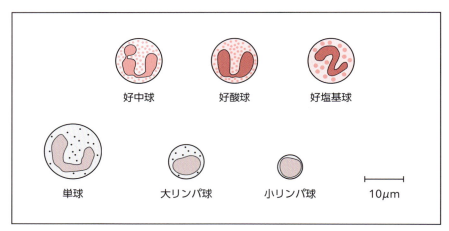

図5．白血球の種類

免疫機構

　生体には細網内皮系＊に属する細胞群が存在し，それらが細菌やウイルス，その他の毒素などの侵入に対して非自己（not self）と認識して中和したり，捕食することにより排除する機構をもっている。また，2回目に同じ細菌やウイルスが侵入すると初回目よりもさらに早く，しかもより強く反応して生体の恒常性＊を維持する機構も存在する。これを免疫機構といい，これには細網内皮系の細胞とそれらの産生する蛋白質が重要な役割を果たしている。

　＊細網内皮系とは，免疫や貪食作用など身体の防衛的な働きをする同一系統の組織である。網状に連絡しあうリンパ節・脾臓・骨髄・胸腺・肝臓などの細網組織系と，リンパ管・静脈血管の内面を覆う内皮細胞とからなる。
　＊生体の恒常性とは，常に身体の環境を快適な一定した状態に維持する機構のことである。

免疫とは

　免疫とは生体が疾病，特に感染症に対して抵抗力を獲得する現象のことである。免疫系は固定した臓器をもたないで，流血中や臓器組織に局在した細胞群で構成され，各種メディエーター（mediator，仲介役）が細胞間の情報伝達を行っている。

免疫細胞[16]

　免疫細胞の中心的構成細胞としてNK（natural killer）細胞，マクロファージ（貪食性単核球），T細胞（ヘルパーT細胞，キラーT細胞）がある。
　NK細胞は免疫機能を司り，生体防御機構の中心的役割を果たしている。NK細胞は年齢によってその数は変化し，生まれたときは数は少なく，加齢に伴い増加する。NK細胞は自律神経の影響を受ける。具体的には精神的に気分が穏和になり副交感神経が優位になると，NK細胞の活性化（破壊能力）は高まる。逆に精神的に気分が緊張すると交感神経が優位になりNK細胞の数は増加するが，逆に活性化（破壊能力）は激減する。ただしNK細胞のキラー活性化にはパーフォリン（perforin）分泌が必要である。その他，マクロファージは体外から侵入する異物を貪食し，T細胞はマクロファージを活性化させる。

自然免疫と獲得免疫

　生まれながらにしてもっている免疫が自然免疫で，一般的な異物や微生物などの侵入を排除するために感染の初期段階において抵抗の働き*をする。それに対して生まれた後にさまざまな経験を通して獲得する免疫が獲得免疫で，一度感染して回復すると同じ病原体に対しては2度目には感染を起こしにくくするために侵入物を認識して抵抗の働きをする。このように性質のまったく異なる二つの免疫が細菌やウイルスなどの外敵に対して協力して身体を守る。
　自然免疫系は貪食細胞系と補体系で構成され，侵入した非自己（not self）に対して，まず反応する。自然免疫には外壁があり，外敵が身体に侵入するのを防いでいる。もし外敵が外壁を破って身体に侵入すると炎症が起こり，ヒスタミンを放出する。白血球の一種であるマクロファージは，このヒスタミンに集まり外敵を貪食する。
　なお，自然免疫は過去に同じ微生物に感染を受けても，年月が経つにつれて抗体やリンパ球の量は減少してしまう。そのために再び感染を受けたときに，感染源に対して十分な量の抗体やリンパ球が備わっているとは限らない。このような場合，十分な抗体量を大量に産生するには少なくとも2～3日の時間は必要である。これらの感染初期の生体防御に対して，生体は即時的に働く防御機能をもっている。

36　免　疫

　獲得免疫系はTリンパ球（T細胞）とBリンパ球（B細胞）からなる。自己（self），非自己（not self）にかかわらず多様な抗原を認識し，記憶できる。

　身体内異物としての外敵に対して免疫部隊のマクロファージが攻撃をしかける。次にマクロファージは外敵部隊に情報を流す。その情報を元に（ヘルパー）T細胞が有害か否かを判断する。異物が外敵とみなされると（ヘルパー）T細胞は（キラー）T細胞に攻撃命令を出す。（ヘルパー）T細胞はNK細胞を活性化させる。また（ヘルパー）T細胞はB細胞に対して抗体を産生するように指示する。B細胞がつくり出した抗体も攻撃を開始する。活性化したNK細胞は単独でも攻撃をしかける。

＊抗体系は液性免疫であり，キラー系は細胞性免疫であるが，どちらも獲得免疫である。

＊細菌に対する免疫を液性免疫といい，マクロファージが細菌の抗原を取り込み，その情報を液性免疫（2型）の（ヘルパー）Tリンパ球に伝える。情報を受け取った液性免疫の（ヘルパー）Tリンパ球は活性化し，Bリンパ球を刺激する。活性化したリンパ球が抗体を産生し外敵を排除する。ウイルスに対する免疫を細胞性免疫といい，マクロファージは外敵であるウイルスの異常な蛋白質を取り込んだ後，細胞性免疫（1型）の（ヘルパー）Tリンパ球を活性化するためのサイトカインを放出する。活性化した細胞性免疫の（ヘルパー）Tリンパ球は（キラー）Tリンパ球やNK細胞を活性化させ，それぞれの細胞が増殖し，外敵を攻撃する。

胎児の免疫反応

　胎児の最も原始的な免疫反応は組織マクロファージによる貪食作用である。胎児の免疫学的防御は自然免疫に依存しているが，獲得免疫の発達は在胎6～9カ月に起こるリンパ球の出現，リンパ節の形成以降に始まる。

　臍帯血・新生児の末梢血では未熟な，あるいは胸腺レベルの特徴を示すT細胞の存在が検出される。臍帯血にはB細胞（リンパ球）はほとんど存在しない。生下時から生後4～5日まではリンパ球より好中球が多い。その後5～6歳までリンパ球が優位になる。次第にT細胞（リンパ球）がつくられる。マクロファージ（貪食性単核球）は乳児期の全般的な生体防御機構の急先鋒に位置する細胞である。

　新生児の好中球自体の機能が十分に成熟していないので，遊走能，接着能，貪食能，殺菌能などのいずれも低下がみられる。そのことが新生児が細菌感染症に対し易感染性を示す多くの理由である。

新生児期の血清IgG

　健常の新生児は胎盤を通過できるIgGだけが高値であり，他の免疫グロブリン（immunoglobulin；Ig）は低値である．生まれたときには母体から移行したIgGだけで微生物と闘っている．したがって，IgMが高値の場合は胎児感染が示唆される．

　新生児は母体から娩出された直後には病原体の曝露を受けていない．免疫獲得機構が免疫学的学習を通じて万全の体制を整えるには少なくとも2〜3年は必要であり，その間は自然免疫に依存する．乳児期は免疫学的に未熟であり，感染症に対しては危険度が高い期間である．わずかに母体からの移行IgG抗体が特異的防御に関与するが，約6カ月の経過で枯渇してしまう．しかし，多くの乳児は感染症に罹患することなく健常に発育していることから，獲得免疫とは異なる生体防御機構の働きが推察される．これとは別に，乳児期には自然免疫は獲得免疫が成立した成人に比較して重要な役割を果たしていることが推察される．

　新生児期から乳児期の血清IgGレベルは合成能，分解能，臍帯を通じた母体からの移行率などの総和として現れている．血清IgGは発達・発育の時期に応じて，この三者の要因の比率が大きく変化する．新生児期の血清IgGは母体に由来し，臍帯を通じた能動的移送に依存している．

母乳中の免疫物質

　母乳中には自然免疫の初期に働くラクトフェリン（lactoferrin），リゾチーム（lysozyme），ラクトペルオキシダーゼ（lactoperoxidase）などの非特異的な免疫物質が含まれている．自然免疫の主体はマクロファージ，樹状細胞[*]，好中球，NK細胞である．マクロファージ，樹状細胞は病原体を貪食する場合と病原体の一部が細胞膜表面上のToll like receptor（TLR）と結合し，マクロファージ内に情報を伝達し，炎症性サイトカイン[*]を産生する場合とがある．自然免疫は貪食した病原体の一部が抗原提示物質となり，T細胞に情報を伝える．一方，獲得免疫ではT細胞，B細胞が重要な働きをする．

　初乳中には分泌型IgAを含めて種々の感染症に対する免疫能をもった物質が分泌される[17]．

38 免 疫

＊樹状細胞は、抗原特異的に T 細胞を活性化、免疫応答を誘導する抗原提示細胞である。
＊サイトカイン（cytokine）は、免疫や炎症に関する細胞が、刺激に応答して出す活性物質で、免疫グロブリンを除いた蛋白質の総称である。血中の濃度は低く、産生された局所の範囲だけ作用する。

▌ 受動免疫

免疫には受動免疫（母子免疫など）と能動免疫（自分でつくり出す免疫）とがある。

受動免疫とは、他の個体の免疫反応でつくられたエフェクター機構＊を、それ自身は同じ異物にまだ遭遇していない個体に移入するという、一種の移植とみなすことができる。

受動免疫（母子免疫）では、母親が免疫をもっていると胎盤は一部の抗体を通すから、母親がそれまでに罹患した感染症の病原体に対する抗体は、胎児の血液中にも移行する。この胎盤移行抗体は、胎児が産まれた後は供給されなくなる。また、抗体は体内でだんだん破壊されていくので、新生児・乳児の血液中にある母親由来の抗体は経時的に次第に減少していく。

この受動免疫（母子免疫）の持続期間は種類によって異なる。ただし母親がすでに罹患していて、十分な生涯免疫をもっていることが条件である。母親が十分な免疫をもっていないと胎児には移らない。母親がワクチンを幼少時に注射しただけでは十分量の生涯免疫になっているかは疑問である。そのために原則として、例えば『母親が風疹や麻疹に実際罹患した経験がある場合』としたほうがよい。

また、新生児は初乳（colostrum）を哺乳して受動免疫を経験している。新生児期に母親の乳腺から出てくる粘性の高い初乳には、たくさんの免疫グロブリンが含まれている。これが新生児の口腔や消化管で病原体から守る働きをする。

母乳哺育の場合は、母親が風邪などの感染症に罹患すると、母乳中にその感染症に対する分泌型 IgA が分泌され、乳児の感染症の予防、治療に役立つ。

乳児自身の免疫系は 1 歳を過ぎる頃にならないと完全には作動しない。そこで、生後 6 カ月頃に乳児は一番感染症に罹患しやすくなる。

＊エフェクター機構とは、異物の侵入を受けた個体が免疫反応の結果としてつくる抗体（免疫グロブリン）や活性化した T リンパ球を指す。

受動免疫の効果

　受動免疫は実際は数多く利用されている。小児科疾患や一部の内科疾患で，ウイルス感染が原因であるものに対し，ヒト免疫グロブリン製剤が投与されることがある。これは，献血などで集められた血液から抗体を集めて，一定の処理をした後で注射できるような製剤にしたものである。

　成人の血液中には，これまでに感染したいろいろなウイルスや細菌に対する抗体が存在する。その他，ワクチン接種を受けてできた抗体も含まれている。小児はこれまでに遭遇したウイルスや細菌の数も少ないし，免疫反応も未発達なので，成人がもっている抗体を十分にはもっていない。そこで，ある種のウイルス疾患では，ヒト免疫グロブリン製剤を投与することにより，発症を遅らせたり，症状を軽くする効果が期待できる場合がある。

能動免疫

　能動免疫とは，外部から異物が侵入してきたときに，侵入された個体自身の免疫系が起こす免疫反応，あるいはそれを誘導する処置のことである。単に免疫反応といえば能動免疫のことである。感染症に対してワクチンが使われるのは，あらかじめ，その病原体に対してワクチンを用いて能動免疫をつくっておき，実際に病原体が侵入したときには，「２度目の反応は，１度目より速くより強い」という免疫学的記憶の原理を利用して，病原体を一気に体内から排除しようという戦略である。

新生児の免疫応答

　新生児は，胎内あるいは母乳を通して母親から闘う力を得ているが，ウイルスや細菌などに対して自ら闘うほどの力はもっていない。成長過程において，ウイルスや細菌などに対して白血球が増加したり，抗体をつくってウイルスや細菌などを排除できるように徐々に力をつけていく。また，体温を上昇させることで代謝を活発にし，闘う力を強める。その結果，成長するにつれて全身で対応しなくともよくなり，局所の防衛力だけで対応できるようになる。乳幼児では，ウイルスや細菌などの異物が身体の中に侵入すると，初めて侵入した異

40 免疫

物に対しては免疫応答に時間がかかるために，乳幼児の感染症は長引きやすい。しかし，一度侵入した異物に対しては，免疫系がそれを記憶しているため，再度の侵入時には比較的早く免疫応答が可能となる。そのため乳幼児は，年長になるにつれて症状は軽くなる。現実として乳幼児は成長するにつれて高熱を出さなくなる。また，闘う力と耐える力を育てるためには，ウイルスや細菌などと共存し，成長期にはある程度感染症に罹患する必要がある。

初乳の分泌型免疫グロブリンA（IgA）

　母乳，特に初乳には多くの抗体が含まれており，その大部分は分泌型免疫グロブリン *A（IgA）である。母乳中の抗体は，新生児の胃腸で消化はされず，腸管内壁に付着して腸管からの細菌の侵入を防ぎ，腸管局所で受動免疫の役割を果たす。特に，大腸菌やブドウ球菌などの抗体は経胎盤的には母体から胎児に移行しないので，出生後の新生児期には感染の危険性はあるが，母乳を哺乳することでこれらから予防できる。

　初乳中に含まれる IgA はその後，次第に減少する。その一方で，乳児は3～4カ月から腸粘膜細胞で IgA を産生するようになり，腸管局所の能動免疫を形成する。また，母乳にはリンパ球などの細胞成分やラクトフェリン（lactoferrin），補体 *，リゾチーム（lysozyme）などの感染阻止因子が含まれている。このような感染阻止因子は人工乳には含まれていないので，含まれている母乳は大変優れている。母乳栄養児と人工栄養児の感染罹患率を比較すると，母乳栄養児では消化器と呼吸器の感染の頻度が低い。これは腸管局所の受動免疫など母乳による感染防御機構の影響と考えられる。しかし，生後4カ月以後の乳児では感染の頻度に差がみられない。この理由として生後3～4カ月から乳児の腸粘膜細胞での IgA の産生の関与が推察される。

　＊免疫グロブリン（immunoglobulin；Ig）は，γ-グロブリンともいい，抗体機能をもつ分子実体の蛋白質である。免疫グロブリン分子は，分子ごとに大きな変異をつくり出すことで多様な抗原に結合できる抗原結合領域（V 領域）と，あまり変異のない定常領域（C 領域）からなる。定常領域の構造の違いにより IgG，IgA，IgM，IgD，IgE の5種類のクラスに分類される。IgA は粘膜分泌型の分子であり，IgE は肥満細胞（マスト細胞）に結合してアレルギー反応を引き起こすなど，クラスごとに異なった生理的機能をもっている。また，免疫グロブリンは遊離の蛋白質としてだけでなく，B 細胞の細胞表面に結合した型のものもあり，抗原レセプターとして機能している。

　＊補体とは，血清中に含まれる補体作用を有する蛋白の総称である。

7 消化と代謝[18]
digestion and metabolism

　消化とは，摂取物を身体に適合し得るまでに分解する過程である。消化を司る腸管も成長過程にある。日々摂り入れる食物によって腸管は成長し，消化吸収の機能は発達していく。出生直後の新生児は腸管が発達していないため成人の食物を消化吸収することはできない。乳から普通食への移行過程（離乳期）は消化しやすい食物から順次与えていくことで腸管も成長していく。

　胃では運動（蠕動運動）により食物を胃液と混ぜ合わせ十二指腸に送る。さらに小腸に送られ，ほとんどの栄養素が分解され吸収される。糖質，蛋白質などは小腸の毛細血管から門脈を通り肝臓に集められ，静脈を経由して全身に回る。脂質はリンパ管，胸管，静脈を経由して肝臓に取り込まれ，全身に回る。大腸では小腸で吸収されなかった水分とミネラルが吸収される。また，さまざまな腸内細菌が常に活動していて，食物繊維などの未消化物を発酵により分解し，排泄しやすいようにして，その分解産物の一部は吸収される。消化されずに最後まで残ったものは，便として体外に排泄される。

　代謝とは，身体の構成単位である細胞が，自己を取り巻く体液から栄養素や酸素などの物質を取り入れて自己の成分とし，次いで自己の成分からエネルギーを生み出し，その結果，不要となった老廃物を周囲に排泄する過程のことである。これを図式化すると，摂取→同化・異化→排泄となり，代謝は生命活動の源といえる。それゆえに，それぞれの細胞はまったく変化していないようにみえるが，実際は絶えず変化し続けている。つまり細胞は同じ形態を保ちながら，その内容は絶えず入れ替わっている。

　体液循環の役割を担っているのが，血管と心臓である。エネルギー源や身体の構成に必要な物質を細胞に運び，細胞から老廃物を運ぶのが血液であり，それを送るのが血管である。そして血液を循環させるのが心臓である。

　同じ体液だけをいつまでも循環させると体液中の栄養素や酸素は減少し，逆に老廃物は増加し，結果として新鮮さを保つことができなくなる。新鮮さを保つために細胞が必要とする物質を体外から取り入れ，不要となった物質を体外

42　消化と代謝

に排泄する仕組みが必要になる。

　その仕組みの一つが呼吸器である。呼吸器は絶えず酸素を取り入れて体液中に補給し，体液中の炭酸ガスを外に捨てる役割を果たしている。

　もう一つは消化器である。消化器は必要な栄養素を吸収して体液に補給する役割を果たしている。しかし，栄養素などを摂取してもそのまま利用できないものもあり，また，摂取量と必要量が異なる場合がある。そこで身体に適合するようにつくり替えたり，体液中の物質の濃度を調整する仕組みが必要になる。この役割を肝臓と腎臓が果たしている。

　肝臓では消化管から吸収された栄養素を含んだ血液が集められ，身体に適合するようにつくり替えられる。摂取した物質や体内にある物質を分解・合成し，利用・貯蔵・排泄への再配分を行う。すぐに必要とされないものは貯蔵される。

　糖質は肝臓に運ばれ，グリコーゲンとして貯蔵され，糖分が必要になると分解され，血中にブドウ糖が放出される。肉や魚の蛋白質は小腸でアミノ酸に分解され，吸収されて肝臓に運ばれる。

　肝臓ではアミノ酸からさまざまな蛋白質が合成される。使用されないアミノ酸は分解され，窒素酸化物，アンモニアを経て尿素になり，尿中に排泄される。

　腎臓は内部を血液が流れるときに，成分はいったん濾過され，その中から身体の必要に応じて再吸収される。すなわち濾過—再吸収—排泄の機能をもち，不要な分は再吸収されないで尿として排泄される。

8 運　動

exercise

　受精後 6 ～ 8 週頃に胎内での動きが始まり，在胎 20 週で胎動のほとんどのパターンが出揃う。胎児は胎内でも泣く，笑う，見る，あくびする，食べるなどの行動をする。胎動には驚愕（8 週～），しゃっくり（9 週～），首を後ろに曲げる（9 週～），首を回す（9 週～），手で顔を触る（10 週～），呼吸様運動（11 週～），あごを開く（11 週～），首を前に曲げる（11 週～），あくびする（12 週～），吸う・飲み込む（13 週～）などがあり，これらを出産まで持続する[19]。

反射運動から随意運動

　受精後 6 週の胎児で原始的な脊髄反射が始まる。ゆるやかな粗大運動は在胎 8 週で観察され，在胎 10 週頃に手足を伸ばしたり，頭を動かしたり，さまざまな動きを始める。その他，眼球も動かし，レム睡眠期に陰茎が勃起する。在胎 20 週で基本の動きがほぼ完成する。

　新生児期の運動は多くは反射運動である。そして随意運動は生後 2 カ月頃に出現する。

　乳児が独力でできる運動の指標は，首座り→寝返り→四つん這い→お座り→つかまり立ち→ひとり歩きである。

乳児の運動の指標

第 1 段階：　生後 2 カ月頃までは原始歩行 * 期で，腰，膝，足首の関節が基本的に同期して動く。

第 2 段階：　生後 2 カ月以降の姿勢制御発達期は，屈筋と伸筋の同時興奮により姿勢の保持を行う。

第 3 段階：　1 歳頃に独立二足歩行が開始する。

第 4 段階：　3 歳頃に複雑な筋活動パターンをもつ成人型歩行となる。

44   運 動

＊原始歩行とは，脇をもって少しずつ前に動かしてやると，足を交互に踏み出して歩くような運動である。

小児の発達過程[20]

年齢・呼称	運 動
00 カ月・新生児	モロー反射
	吸啜反射
	十字反射
	手掌把握反射
01 カ月・乳児	
02 カ月	
03 カ月	
04 カ月	首が完全に座る
	ガラガラを振る
	両手をいじり遊ぶ
	物を追視する
05 カ月	寝返り
06 カ月	
07 カ月	お座りできる
	寝返りする
08 カ月	つかまり立ち
	母指，示指，中指でつかむ
09 カ月	手から手へ持ちかえる
10 カ月	つかまって立ち上がる
	ハイハイする
	パラシュート反射
11 カ月	つたい歩き
12 カ月・幼児	ひとり歩き
14 カ月	上手に歩く
18 カ月	階段を昇る，走る
02 歳	ページをめくる

	３〜４個の積み木を積む
02歳半	三輪車
	８個の積み木を積める
03歳	ボールを蹴る
	手を洗う
03歳半	片足立ち
04歳	けんけん
04歳半	
05歳	スキップ
06歳	
07歳・学童	
08歳	
09歳	
10歳	
11歳	
12歳・青少年	

身体全体の筋肉運動[21]

　身体の全体の筋肉は運動をすることで，肺・心臓などの内臓の機能をも活発にする。逆に内臓の機能が活発になれば，身体全体の筋肉の運動を支えることができるようになる。全体的な筋肉の運動が身体を発達させ，その結果として疲労を回復させる。これに対して局所的な運動は，その部分の筋肉は疲労するが内臓の機能を高めるまでには至らない。そのために十分な酸素や栄養は補給されないし，老廃物も取り除かれない。その結果として，局所部分の筋肉の発達が全体的な発達を歪め，かつ疲労する。

　要約すると，局所の運動では，①疲労感は敏感に感じられない。そのために回復が難しいレベルまでその筋肉を使ってしまう。②一部の筋肉を使用している状態では，身体全体の回復力を高めるまでには至らない。

　このような弊害をなくすために，小・中・高校での身体の成長期には均衡のとれた発育をさせなければならない。そのためには走る・跳ぶ・泳ぐなどの全身の筋肉を使用する運動をするのが望ましい。

筋肉は使うことにより発育し，身体の各器官はそれぞれの機能を営むことにより発育する。

指は突き出た脳である

意図的に手指を動かすことは末梢神経から刺激を脳細胞に働きかけることであり，脳を発達させる結果となる。このことから指は突き出た脳であるといわれている。したがって，脳を発達させるためには積極的に指先を使わせるのがよい。

- 1歳～　：　積み木を高く積む，新聞やチラシを破る，クレヨンでなぐり書きをする。
- 2歳～　：　折り紙を折る
- 3～4歳：　靴のひもを結ぶ
- 4～5歳：　雑巾絞りに挑戦する

器　用[22]

器用とは，対象の性質にみあった形で自分の身体の全体，あるいは一部分を自由に動かせる状態のことで，通常は「指先の器用さ」を指している。この能力が高ければ高いほど，「手先が器用である」といえる。器用・不器用は生活の中の教育・学習によって決まる。さらに対象への興味と熱心さが器用・不器用の分かれ道であり，本人の努力も加味される。なお，この能力と外見的特徴は一致するとは限らない。

9 神 経

nervous system

　神経系には食物を摂るための内臓の代謝器官，すなわち内臓を司る自律神経系と，運動を司る体性神経系の二つの神経系がある。また，自律神経は生命維持機能を調節している神経であり，身体全体の代謝器官，いわゆる内臓の機能を調節する神経でもある[23]。

　これらの機能を統括する器官が必要であり，それが脳である。脳からの統括を実体的に担っているのは，神経系と内分泌系である。

自律神経の種類

　自律神経[24]には交感神経と副交感神経とがあり，交感神経は身体を活発化し，副交感神経は身体を安静化する。

　身体は交感神経と副交感神経との均衡のうえに成り立っていて，交感神経が活発になっても，また副交感神経が抑制されても，ともに交感神経が亢進した状態となる。

　交感神経は動脈壁を伝わり目的の臓器に到達する。胸腹部の内臓を支配している副交感神経は迷走神経である。自律神経は途中で1回，ニューロン（neuron，神経細胞）を代える。

　交感神経から放出される伝達物質はノルアドレナリン（noradrenaline）であり，副交感神経から放出される伝達物質はアセチルコリン（acetylcholine；ACh）である。自律神経の命令には意識的なものはない。

自律神経のおもな組織に対する効果[25]

　自律神経は不随意的神経中枢から出て心臓や肺などの器官に分布し，その働きを直接調節している神経である。自律神経は交感神経と副交感神経の二重支配になっている。しかし，どの器官に対しても拮抗的に作用するのではない。

48　神経

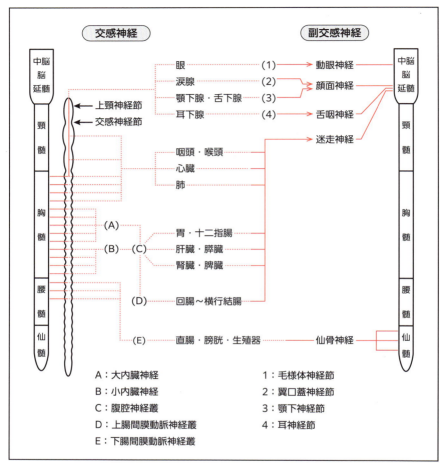

図6．交感神経系(左)と副交感神経系(右)の模式図

　交感神経は血圧や代謝の調節がおもな役割であり，副交感神経は胃腸の機能がおもな役割である。
　交感神経は身体が活発な活動をする際に，それに相応するように内臓の機能を整える。また，副交感神経は静的な生命維持的活動の際に相応するように内臓の機能を整える。
　身体の全体の状況を把握した脳からの指令が，自律神経によって速やかに心臓や胃腸などの内臓器官に伝えられる。

神 経　49

　交感神経は攻撃的な状態をつくりあげる。交感神経が興奮すると瞳孔は散大し，気管支は拡張する。また胃液の分泌を抑制し，心拍数は増加し，血管は収縮する。副腎髄質からのアドレナリン（adrenaline）分泌は亢進する。汗の分泌は亢進する。

　交感神経は消化器には抑制的に働き，他の器官には促進的に働く。消化器の平滑筋は副交感神経により収縮し，交感神経により血管の平滑筋は収縮し，気管支の平滑筋は弛緩する。

脊髄，伝導路

　脳から 12 対の脳神経が出ている。脊髄からは多数の神経が出ているが，成長に伴い脊髄と脊椎の位置のズレが生じる。

　脊髄は前方が出口，後方が入口であり，知覚線維は脊髄の後方から入り，これを後根という。一方，運動線維は脊髄の前方から出ていき，これを前根という。

　運動の指令や知覚が伝わっていく通路は決まっていて，同じ目的の線維が密集している通路を伝導路という。ほとんどの伝導路は中枢神経内で左右が交叉する。運動の指令を伝える伝導路を錐体路といい，錐体路以外に錐体外路がある。

体性神経系

1.　脊髄神経（spinal nerves）

　脊髄神経は左右で 31 対あり，その内訳は 8 対の頸神経，12 対の胸神経，5 対の腰神経，5 対の仙骨神経と 1 対の尾骨神経からなる。頸神経は同番号の頸椎骨の上，胸神経以下は同番号の脊椎骨の下を通る。

　脊髄神経は後根（dorsal root）と前根（ventral root）に分岐している。後根には感覚細胞の神経細胞を含む神経節がある。これら前根と後根が再び一つとなり脊髄神経を構成している。

　一般的に感覚神経の情報は後根を通り脊髄に入り，運動線維は前根を通り脊髄から出る。

　椎間孔（intervertebral foramen）から出た脊髄神経は脊髄神経前枝（ventral ramus），後枝（dorsal ramus），硬膜枝（meningeal branch）に分かれる。

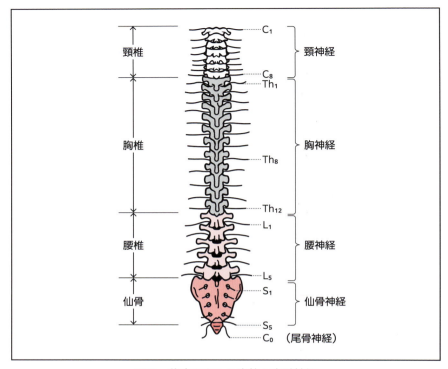

図7．後方からみた脊柱と脊髄神経

2. 脳神経 (cranial nerves)

　脳から出る神経を脳神経といい，左右12対の神経からなる。これら神経は前方から順にⅠからⅫ番まで番号がついている。ⅠとⅡは感覚神経で，Ⅲ以降は感覚と運動神経の混合である。

・嗅神経（Ⅰ）：　　鼻腔の鼻粘膜に神経細胞がある感覚のみの神経である。
　　　　　　　　　機能　嗅覚
・視神経（Ⅱ）：　　網膜に神経細胞がある感覚のみの神経である。視交叉を通り外側膝状体に入る。
　　　　　　　　　機能　視覚
・動眼神経（Ⅲ）：　中脳底部から発し，上眼窩裂を通り2枝に分岐する。運動と感覚神経の混合神経である。
　　　　　　　　　機能　眼球運動，眼筋の深部感覚，自律神経

神　経　　51

- ・滑車神経（Ⅳ）：　中脳背側から発し，上眼窩裂を通り上斜筋に達する。
  　　　　　　　　　機能　眼球運動
- ・三叉神経（Ⅴ）：　運動神経と感覚神経の混合神経で３枝に分かれ，第１枝
  　　　　　　　　　は上眼窩裂，第２枝は正円孔，第３枝は卵円孔を通る。
  　　　　　　　　　機能　第１枝：顔面上部の感覚
  　　　　　　　　　　　　第２枝：顔面中部の感覚，上顎，上歯など
  　　　　　　　　　　　　第３枝：顔面下部の感覚，下顎，舌，咀嚼，嚥下，
  　　　　　　　　　　　　鼓膜筋など
- ・外転神経（Ⅵ）：　橋下部から発する運動神経で，上眼窩裂を通り外側直筋
  　　　　　　　　　に達する。
  　　　　　　　　　機能　眼球の外転
- ・顔面神経（Ⅶ）：　橋下部から発する運動，感覚，自律神経の混合神経である。
  　　　　　　　　　機能　表情筋の運動，味覚，顎下腺，舌下腺の制御など
- ・内耳神経（Ⅷ）：　顔面神経外側に発する感覚（一部運動を含む）神経であ
  　　　　　　　　　る。内耳孔を通り蝸牛や三半規管に達する。
  　　　　　　　　　機能　聴覚，平衡覚
- ・舌咽神経（Ⅸ）：　運動，感覚，自律神経の混合神経で延髄外側に発し，頸
  　　　　　　　　　静脈孔を通り耳下腺，舌，咽頭筋，頸静脈洞などに達する。
  　　　　　　　　　機能　味覚，咽頭筋運動，腺分泌など
- ・迷走神経（Ⅹ）：　延髄外側に発し，運動，感覚，自律神経を含む。頸静脈
  　　　　　　　　　孔を通り喉頭筋，頸静脈洞，内臓に達する。
  　　　　　　　　　機能　喉頭筋の運動，喉頭，内臓感覚，自律神経
- ・副神経（Ⅺ）：　延髄下部，頸髄上部より発する運動神経である。頸静脈
  　　　　　　　　　孔を通り僧帽筋，胸鎖乳突筋などに達する。
  　　　　　　　　　機能　筋運動
- ・舌下神経（Ⅻ）：　延髄前面より発する運動神経である。舌下神経管を通り
  　　　　　　　　　舌に達する。
  　　　　　　　　　機能　舌の運動

中枢神経系の性質

　神経系は中枢神経系と末梢神経系とに分けられる。中枢神経系とは脳と脊髄

である。脳と脊髄は同じものであり，基本的には脳と脊髄は内腔をもった1本の棒である。棒の頂点が発達して膨らんだものが大脳であり，内腔が膨らんだものが脳室である。

　脳の発育にはニューロンの樹状突起や軸索の成長が関与し，脳が発育してもニューロンの数は増加しない。しかし，成長に伴い樹状突起が延び，シナプス（synapse）は増加する。

　脳と脊髄は透明な髄液に浸っている。その髄液は脳室でつくられ，小さな通路を通って外側に流れる。髄液圧は側臥位で約 10cmH$_2$O である。

　中枢神経は大食漢であり，心臓から拍出される血液の約 20％は中枢神経に流れ，脳への血流が途絶えると数秒で意識を失ってしまい，数分でニューロンは死んでしまう。中枢神経系は非常に繊細であり，再生はしない。血液と脳との間には関門（barrier）がある。

ニューロン（neuron）

　神経の細胞をニューロンといい，ニューロンは細胞体，樹状突起，軸索から構成されている。ニューロンは情報の入り口と出口が決まっている。軸索を神

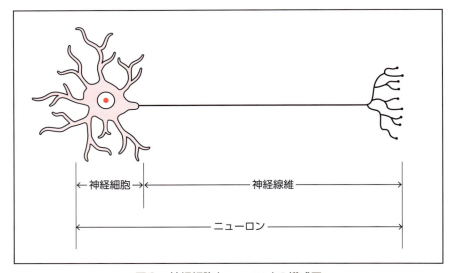

図8．神経細胞(ニューロン)の模式図

経線維という。ニューロンには興奮と静止の二つの状態しかなく，両者の中間はない。興奮には電気が関与して迅速に起こる。その興奮はまず細胞体で生じ，軸索に伝わっていく。興奮したニューロンは軸索末端から伝達物質を出すが，伝達物質の種類はニューロンによって決まっている。ニューロンは伝達物質を出し情報を次の細胞に伝える。ニューロンの接続部位をシナプスといい，シナプスは一方通行である。また，ニューロンは回路網を形成している。

中枢神経系の構造と機能

中枢神経系は脳と脊髄からなっている。その脳は大脳と小脳に区別される。大脳は，さらに左右1対の大脳半球と両大脳半球（表面を大脳皮質という）をつなぎ，脊髄と連絡する脳幹から構成されている。中枢神経系では判断を行っている。脳幹には生命維持に必要な中枢があり，その脳幹には中脳，橋，延髄がある。延髄には呼吸中枢や循環系などの中枢がある。視床下部には自律神経の中枢があり，その視床下部はまたホルモン分泌の最高中枢でもある。視床は知覚の中継点である。小脳は運動の統率を行っている。

中枢神経系は上位の部分が下位の部分に対して優位性をとる。

末梢神経系

神経系は中枢神経系（脳と脊髄）と末梢神経系とに分けられる。末梢神経系は身体の組織と中枢神経系とを結ぶ，いわゆる電線である。末梢神経は神経線維の束である。神経には行きの線維と帰りの線維とがある。切れた線維は場合によってはつなぐことができる。

末梢神経の種類

末梢神経には知覚を伝える知覚神経と，骨格筋を動かす運動神経と，それに内臓を動かす自律神経の3種類の神経がある。

知覚神経の軸索と樹状突起を知覚線維という。運動神経は中枢神経からの情報（命令）を骨格筋に伝える。運動神経の軸索を運動線維という。坐骨神経は運動線維と知覚線維とを含んでいる。知覚神経と運動神経を体性神経という。

自律神経には途中1カ所に電線の中継点がある。

末梢神経系の分類

末梢神経系は，下記のように分類される
解剖学的分類： 脳神経 ： 脳より発する12対の神経
　　　　　　　 脊髄神経 ： 脊髄より発する31対の神経
機能的分類： 体性神経 ： 運動（運動神経），感覚（感覚神経）など
　　　　　　　　　　　　　動物的機能に関する神経
　　　　　　 自律神経 ： 意志とは関係なく植物的機能（呼吸，循環など）に関する神経
　　　　　　　　　　　　 交感神経と副交感神経

大　脳

　大脳皮質はよく発達している。その大脳皮質は新皮質と古・旧皮質とに分けられ，人間が人間らしく振舞えるのは大脳新皮質による。
　大脳皮質には機能の局在があり，大脳皮質運動野は運動の最高中枢である。運動野にも身体の部位による局在がある。大脳皮質知覚野は知覚の最高中枢である。大脳皮質には何種類かの言語中枢がある。大脳基部には大脳基底核があり，そこは運動制御に関係する。

新生児の神経機能の特徴

　新生児では脳細胞同士が絡み合い，そのうえ髄鞘化が未完成なために，大脳皮質の働きが不十分である。要するに，脊髄や脳幹の働きが主になっている。この状態は，行動面では随意運動の欠如ということに反映される。

10 内分泌
endocrine

　脳が全身を統括し，その統括を具体的に担うものとして内分泌と神経が整備されている。

　内分泌は一般的に全身の成長・代謝を調整し，血液を介して脳による全身の統括を直接に担う物質である。

　胎児では13週くらいに甲状腺の原基ができて，20週くらいで甲状腺ホルモン（thyroid hormone）を分泌するようになる。

　睡眠中に成長ホルモン（growth hormone；GH）のほかに，泌乳刺激ホ

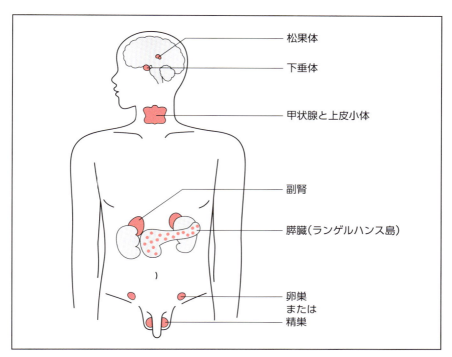

図9．おもな内分泌器官の位置

ルモン（プロラクチン，prolactin；PRL），甲状腺刺激ホルモン（thyroid stimulating hormone；TSH），黄体形成ホルモン（luteinizing hormone；LH），メラトニン（melatonin）などが分泌される。年齢が長ずるにつれてホルモンの分泌量が減少するので、それを補うために睡眠量を増やす必要がある。

成長ホルモンは入眠後数時間が最も分泌量が多い。

視床下部

間脳に位置し，自律機能の調節を行う総合中枢である。視床下部は交感神経・副交感神経機能および内分泌機能を全体として総合的に調節している。視床下部には体温調節中枢や下垂体ホルモンの調節中枢などがある。また，視床下部は摂食行動や飲水行動，性行動などの本能行動の中枢および怒りや不安などの情動行動の中枢でもある。

中脳以下の自律機能を司る中枢は，それぞれ呼吸運動や血管運動などの個々の自律機能を調節する。

下垂体

視交叉の後方，間脳の視床下部に接する位置にあり，下側は頭蓋骨の蝶形骨に接する。蝶形骨にはトルコ鞍と呼ばれる下垂体がちょうどはまり込むくぼみがある。

下垂体には血管が発達しており，分泌されたホルモンは効率よく血流に乗り全身に運ばれる。下垂体前葉のホルモンの分泌を調節するホルモンは，視床下部から分泌され，下垂体を通る血管のうちの一部は，視床下部を経由してから下垂体に入るために，視床下部の分泌調節ホルモンの刺激が効率よく下垂体前葉に伝わる。

下垂体後葉ホルモンは，視床下部の神経細胞で産生され，神経細胞の軸索を通して運ばれる。この軸索は視床下部から下垂体後葉にまで達しており，ここで血管に放出される。

下垂体は，大きく二つの部分に分かれる。おもに前下方にある部分は下垂体腺葉（腺性下垂体）で，上皮性細胞塊からなる。一方，主に後上方にある部分は，下垂体神経葉または後葉（神経性下垂体）と呼ばれ，脳の間脳が発生

内分泌　57

過程で伸びてきて形成される部分である。下垂体腺葉は，さらに二つに分けられ，神経葉に接する薄い部分を下垂体中葉，それ以外を前葉といい，三つの部分からは異なったホルモンが分泌される。前葉からは副腎皮質刺激ホルモン（adrenocorticotropic hormone；ACTH），甲状腺刺激ホルモン（TSH），性腺刺激ホルモン（gonadotropin），成長ホルモン（GH），泌乳刺激ホルモン（PRL）など，他の内分泌器官の機能を左右し，そこからのホルモンの分泌を調節する多種のホルモンが分泌される。中葉からはメラニン細胞刺激ホルモン（melanocyte stimulating hormone；MSH）で，神経葉からは抗利尿ホルモン（vasopressin）やオキシトシン（oxytocin）が分泌される。

甲状腺

蝶が翅を広げたような形をして，咽喉の部分で甲状軟骨のやや下方に位置し，気管を前面から囲むように存在する。甲状腺の右葉と左葉が上下に伸びて発達しており，それらは幅の狭い中央部（峡部）でつながっている。

甲状腺には，上部からは外頸動脈の枝である上甲状腺動脈，下部からは鎖骨下動脈の枝である下甲状腺動脈が入り栄養を供給している。

甲状腺の組織は，さまざまな直径の甲状腺濾胞（甲状腺小胞，thyroid follicle）が詰まっている。濾胞の壁は濾胞上皮細胞が1層に並んでおり，この細胞が甲状腺ホルモンを分泌する。濾胞内にはゼラチン状のコロイドが蓄積されており，その主成分はサイログロブリン（thyroglobulin）という甲状腺ホルモンの前駆体（precursor）である。

また，濾胞の外側には，傍濾胞細胞（parafollicular cell）またはC細胞（C cell）がある。この傍濾胞細胞がカルシトニン（calcitonin）を分泌する。濾胞の隙間には結合組織があるが，ここには毛細血管が発達している。

副　腎

扁平な円盤状ないし半月状で，これが中央付近で山型に折れたような形，あるいは中央部が厚くなった形をしている。全体として脂肪に包まれ，左右の腎臓の上端に帽子が乗るように隣接して存在する。断面をみると，表面全体を覆う被膜の下には，かなりの厚さの黄色を帯びた油っぽい層の副腎皮質があり，

中央部付近に暗い赤色をした薄い層が副腎髄質である。

　副腎を栄養している副腎動脈には下横隔動脈より分岐する上副腎動脈，大動脈より分岐する中副腎動脈，腎動脈より分岐する下副腎動脈の3本の枝があり，さらにこれらが細い枝に分かれ副腎へと入る。副腎から出ていく静脈を副腎静脈といい，左右の静脈は走行が異なり，右副腎静脈は下大静脈へとつながっている。一方，左副腎静脈は左下横隔静脈と合流し，左腎静脈へと注ぐ。副腎には自律神経が多く入るが，これも副腎動脈と同様に，副腎表面の数カ所から入る。

副腎皮質

　副腎皮質には，細胞が索状または塊状に配列しており，それらの細胞が副腎皮質ホルモンを分泌している。細胞の間には毛細血管が発達しており，分泌されたホルモンが全身へと運ばれるのを助ける。細胞の並び方とその他の外観上の特徴から，皮質は外側から球状帯，束状帯，網状帯と3層に分けられている。これらの層は明確な境界をなさず，機能的にはそれぞれ分泌する副腎皮質ホルモンの種類が異なると考えられている。最も外側の球状帯で新たな細胞分裂が起こり，古い細胞は順に内側の層へと押しやられながら，その性質が変化していく。

　球状帯は一番外側の薄い層で，細胞は球状やその他不規則な塊状に配列している。ここから分泌されるのは鉱質コルチコイド（mineral corticoid）で，そのおもなものは，アルドステロン（aldosterone，電解質コルチコイド）などである。

　束状帯では，細胞は列をなして索状に並ぶ。この空胞は細胞内にたくさん脂肪滴があることを示すが，この脂肪滴はステロイドホルモンの原料となるもので，ホルモン分泌が盛んであることを示すと考えられる。ここから分泌されるのは糖質コルチコイド（glucocorticoid）である。そのおもなものにはコルチゾール〔cortisol（hydrocortisone）〕，コルチゾン（cortisone），コルチコステロン（corticosterone）などがある。

　最内層は薄い網状帯で，お互いが絡み合った網目をつくる。古い細胞の特徴である細胞質内へのリポフスチン顆粒の蓄積がみられる。ここから分泌されるのは性ホルモン（sex hormone），おもにアンドロゲン（androgen）である。そのおもなものは，デヒドロエピアンドロステロン（dehydroepiandrosterone；DHEA）などである。DHEAは生まれたときから副腎や生殖腺でたくさんつ

くられ，テストステロン（testosterone，男性ホルモン）およびエストロゲン（estrogen，女性ホルモン）に変化する。

副腎髄質

　副腎髄質を構成する細胞は，神経細胞と同様の性質をもっている。大部分の細胞はエピネフリン（epinephrine）かノルエピネフリン（norepinephrine）かの物質を分泌する細胞である。一部の細胞は神経細胞としての性質をも保持しており，大型で神経線維をもつ神経節細胞である。自律神経からの刺激が神経節細胞を介して髄質の細胞に伝わり，これらのホルモンを分泌させる。

膵　臓

　左端は肝臓の下にある十二指腸の曲がった部分の間にはまり込んでいる。右端は腹部の右端の脾臓まで達している。十二指腸側を膵頭部，脾臓側を膵尾部という。

　膵臓の中には，膵臓でつくられた膵液を十二指腸まで運ぶ膵管が通っている。膵管は十二指腸側に近づくにつれて合流し，最後は太い主膵管と副膵管の２本になって十二指腸につながる。主膵管は，十二指腸につながる前に胆嚢から胆汁が流れてくる総胆管と合流する。膵管は十二指腸の壁を貫き，その内側に膵液を出すが，膵管の開口部は腸の内側に向かって盛り上がっており，十二指腸乳頭と呼ばれる。

膵臓の組織と機能

　膵臓の体積の95％以上は外分泌部が占め，残りの約５％がランゲルハンス島（Langerhans island）である。

　外分泌部の構造は唾液腺に似ている。膵液を分泌する細胞は十数個で一つの腺房と呼ばれる丸い塊を構成し，その内側の隙間に膵液を分泌する。腺房にはごく細い導管がつながっており，導管は次第に合流し，膵液を膵管へと導く。分泌された膵液は十二指腸乳頭部から十二指腸へと送り出される。

　膵液は，この外分泌細胞の分泌液で，重炭酸ナトリウムを含む弱アルカリ性

の液体で，外分泌細胞が合成した多種の消化酵素を含んでいる。膵液には酸性の胃酸を中和する働きや，酵素により炭水化物，蛋白質，脂肪を分解する働きがある。

ランゲルハンス島（内分泌部）

膵臓中に散在するランゲルハンス島の数は 20 万～ 200 万個程度といわれている。ランゲルハンス島を構成する細胞は，A 細胞（α細胞），B 細胞（β細胞），D 細胞（δ細胞）などに分けられる。A 細胞はグルカゴン（glucagon），B 細胞はインスリン（insulin），D 細胞はソマトスタチン（somatostatin）を分泌する細胞である。

グルカゴンは血糖を上昇させる働きがある。インスリンはホルモンの中で唯一，血糖を低下させる働きがある。

卵　巣

2 個あり，長楕円形またはいくらか扁平な形をしていて，子宮上端の左右に位置する。子宮との間は，固有卵巣索（卵巣固有靱帯）というヒモ状の結合組織でつなぎ止められている。また骨盤の内側の壁からは，卵巣提索（骨盤漏斗靱帯）というヒモ状組織で外側からも支えられている。卵巣の近くには卵管の開口部がある。卵管は子宮の内部とつながっている管であり，卵管の端は管がラッパ状に広がり管の外側に向かって開いて終わっている。

卵巣の表面は 1 層の細胞からなる漿膜（胚上皮）と結合組織性の白膜に覆われる。内部は，大部分を占める皮質と中心部の髄質に分かれる。皮質には，無数の原始卵胞が詰まっている。原始卵胞は，休眠状態の卵細胞をその中に含んでいる。

精　巣

下腹部の陰嚢という皮膚が袋状に垂れ下がった部位の中に納まっている。精巣の隣には精巣上体（副睾丸）があり，精巣でつくられた精子はここに運ばれる。精巣上体には精索というヒモ状の構造がつながっており，精巣へ出入りす

内分泌　61

る動脈，静脈，神経，および精子が通る精管がその中を通っている。精索は鼠径部を通って腹部の中へとつながる。精巣と精索全体は陰嚢の中で精巣挙筋に包まれて垂れ下がっている。精巣挙筋が収縮すると精巣は腹部のほうへと引き上げられる。

精　子

精巣の中には，精子をつくる精細管が蛇行しながら詰まっており，その管の内側で精子の元になる精祖細胞（精原細胞）が減数分裂を経て，精子になる過程（精子発生，あるいは精子形成）が起こっている。出来上がった精子は管の中を流れていき，精巣の端に集められ，精巣の隣の精巣上体へと運び出され，そこで成熟して射精を待つ。精子発生は，体温よりも温度が低くないとうまく進まないことが知られている。精巣が陰嚢の中にあり，体外に垂れ下がっている構造は，精巣の温度を体温より低く保つのに役立っている。

精巣は最初から陰嚢の中にはなく，奥まったところから陰嚢へ下りてくる。そのためにテストステロンが必要である。なお，陰茎など男性外生殖器の形成に関係するのは，ジヒドロテストステロン（dihydrotestosterone；DHT）という別の男性ホルモンである。また，生後2週間から6カ月にかけて，男児のテストステロンのレベルが高まる時期があり，この時期に脳の性差や発達に影響を与える。その後，思春期まで男子のテストステロンのレベルは女子と同じになる。テストステロンは発生時に第1次性徴を形成する。

アンドロゲン（androgen）

Leydig cell（間質細胞）から分泌されるアンドロゲンは，ほとんどが男性ホルモンの一種のテストステロンである。

アンドロゲンを分泌する細胞は，精巣内で精細管の隙間に多数存在するLeydig cell である。ここは血管が豊富で，分泌されたアンドロゲンは血流に乗り全身へと運ばれる。

テストステロンは，男性の胎生期において男性内生殖器の発達に関係する。在胎6週目から24週目にかけて，胎児にテストステロンが多く分泌される。

11 睡　眠
sleep

　在胎 28 〜 30 週は不定睡眠が圧倒的に多い。32 週頃になるとレム睡眠（rapid eye movement sleep；REM，急速眼球運動を伴う睡眠）とノンレム睡眠（non-REM sleep）の両睡眠の周期が出現する。36 週以後にはレム，ノンレム両睡眠の 2 相性の周期が比較的安定して出現する。40 週で睡眠周期は確立する。

　新生児は 3 〜 4 時間の授乳リズムで寝たり起きたりして過ごし，昼夜の区別はあまりない。新生児は 1 日 20 時間近く眠る。乳児は次第に親の睡眠・覚醒リズムを見習い，睡眠と覚醒が昼夜の周期に同期するようになるのは生後 2 〜 3 カ月頃からである。そして昼夜の区別ができるのは生後 4 カ月頃からである

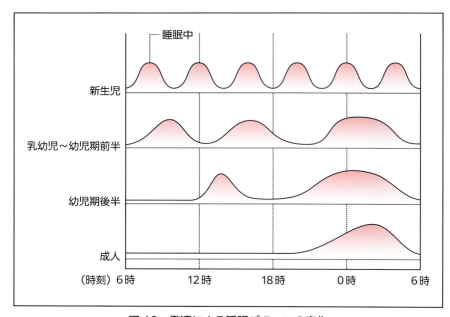

図 10．発達による睡眠パターンの変化

睡　眠　63

(circadian rhythm*)。

　昼夜の区別が可能になると，夜は比較的よく眠るようになる。その頃になったら寝室は薄暗い静かな部屋が望ましく，夜中は乳児をあまり構わないほうがよい。また，レム睡眠とノンレム睡眠がはっきりしてくる。

　日本では乳児は親子一緒の部屋で寝ることが多い。乳児の睡眠時間は月齢とともに短くなる。昼寝も含めて長く眠る乳児のほうが親にとっては楽である。しかし，個人差はあるが1歳児の睡眠時間は1日12〜14時間くらいである[26]。

　＊circadian rhythm とは，自らの日周期性（約24時間）の生体リズムをもち，積極的に環境変化を予知しながら効率よく生活していることをいう。

夜泣き

　夜泣きは生後6カ月頃から始まり，1歳過ぎまで続くことがある。睡眠は，深くなったり浅くなったりを一晩で4〜5回繰り返すので，乳児は浅い眠りのときに夜泣きしやすい。夜泣きしても，昼間は元気で食欲があれば，乳児自身に問題はなく，周囲の人を困らせることが問題であることが多い。

夜泣き防止の注意点[27]

・夜中に乳児が少しくらいぐずっても，すぐには構わない。次第に激しく泣く場合に授乳する。
・就寝前に乳児を興奮させ過ぎないようにする。
・昼寝を含めた1日全体の睡眠時間が長過ぎないようにする。
・就寝前に空腹や満腹になり過ぎないようにする。
・日中は十分運動させる。
・アトピー性皮膚炎，汗疹など痒い皮膚疾患があれば治療する。
・幼児期になると減少するが，母乳を止められない子は持続したり，体調の悪いとき，疲労したとき，ストレス時などには夜泣きしやすいので注意する。

12 感 覚[28]

sense

　感覚とは，外界からの刺激が感覚受容器を介して脳に形成された認識である。
　五感には味覚，視覚，触覚，聴覚，嗅覚があり，一番早くできるのは触覚で，
生後１～２カ月で完成し，生後３カ月までに哺乳ビンの乳首の硬さを区別でき
る。視覚は生後３カ月で完成し，また嗅覚も早い。視覚は聴覚より早くから脳
に銘記され，しかも強力に刻み込まれる。

視 覚

　視覚は出生時から存在するので，生まれたときから見える。生後５日以内の
新生児でも単純な刺激より複雑な刺激を好む。最初は外界を全体的に把握する
だけで，個々の識別はできない。新生児は眼前 20cm くらいにある赤いボー
ルをぼんやり見ることができる（注視）。また，見ていることを確かめてゆっ
くり動かすと，目で追う（追視）。
　識別能力は見ることで発育していく。識別できるようになって，その物をじっ
と見つめたり，目で追ったりして，周りが初めて見えているとわかる。注視（固
視）と追視は２～３カ月頃から可能となる。外界の様子は感覚器官を通して脳
細胞に反映される。外界の光は網膜に達し，網膜に対する刺激が視神経に伝わ
り脳細胞に像を形成する。色覚は３カ月以降は緑，赤，オレンジ，青を区別で
きる。

眼 球

　眼球は生まれたときは小さく，次第に大きく発育する。したがって，幼いと
きほど眼軸が短く，遠視の傾向にある。幼くても遠視にならないのは角膜，水
晶体の屈折が幼いほど大きく，均衡がとれているからである。眼球の発育の均
衡が崩れると遠視になる。

感覚　65

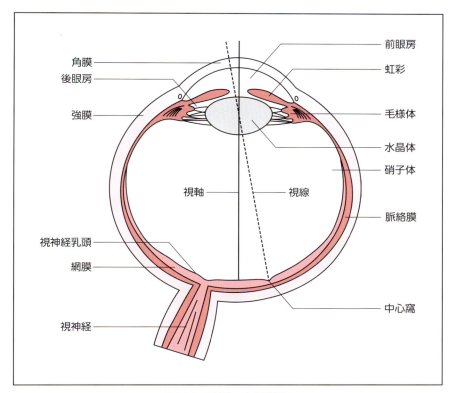

図 11. 眼球の水平断面

耳

　外界の空気の振動を、神経への電気信号に変える機能をもっている。それが脳細胞に伝わり音として感じられる。

　外耳は、耳介で集めた空気の振動を中耳の鼓膜まで送る。中耳では鼓膜の振動が三つの小さな耳小骨を次々と振動させ、それが先端の内耳の骨の小さな窓に伝えられる。外耳、中耳は空気の振動を内耳でのリンパ液の振動に伝える役目を果たしている。内耳のリンパ液の振動が聴細胞を刺激し、電気刺激となり脳細胞に送られる。中耳は鼓膜と耳小骨連鎖によって空気の振動を増幅し、内耳に伝える。逆に聴細胞を破壊するような大き過ぎる音は、耳小骨についている筋肉の働きで和らげる。

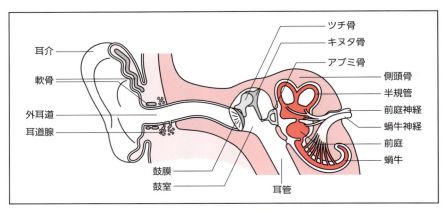

図 12. 耳の模型図

聴　覚

　聴覚は出生時から存在し，早くから機能している。神経学的には在胎 9 カ月には聴覚経路は完成している。新生児は頭を支えると呼びかけに反応し，顔や目を向ける。

嗅　覚

　生後 6 日には母乳と人工乳のにおいの区別がつく。生後 2 週間目の新生児は母親の胸のにおいを区別できないが，6 週間経つと自分の母親の胸のにおいを 60％識別できる。

嗅細胞がにおい分子の受容機能をもつ

　においの物質は嗅細胞から鼻腔内の嗅小毛に溶け込み，それが電気刺激となり，神経を介して脳細胞に送られる。この刺激を元に脳細胞は嗅覚を形成していく。におう物質は揮発性，あるいは脂溶性である。
　水に溶けない物質にはにおいはないが，しかし，水に溶けやすいほどにおいが強いわけではない。むしろ水に溶けにくい疎水性の高い物質ほど低濃度でにおいがする。

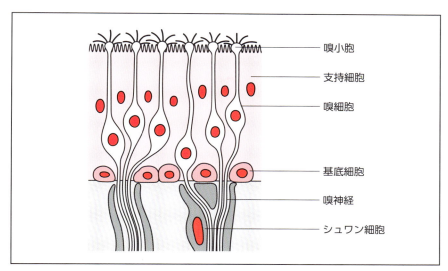

図 13. 嗅覚受容器

においが感じなくなる理由

1. 鼻腔内の空気の流れが阻害され，においの物質が嗅細胞に届かない場合
2. においの物質を受容する嗅細胞，およびその刺激を伝達する神経に障害がある場合
3. 刺激を受けて感覚を形成する脳細胞が障害される場合
   風邪の場合はウイルスで鼻粘膜や嗅細胞が障害されやすい。また，鼻粘膜の腫れや鼻汁により空気が通らなくなる。

味 覚

　味は甘味，うま味，塩味，苦味，酸味の五つに分類されていて，味覚は水に溶けているものを感知し，嗅覚は気体状の化学物質を感知する感覚である。味覚器で受容された情報は4系統の神経（甘味，苦味，酸味，塩味）を介して延髄に伝えられる。延髄から視床を経て大脳皮質の味覚野に伝えられる。
　化学物質の受容器は胎児期に形成され，早期から機能している。在胎12週目には，成人と同じような形態をした味蕾ができる。新生児は味覚を備えてい

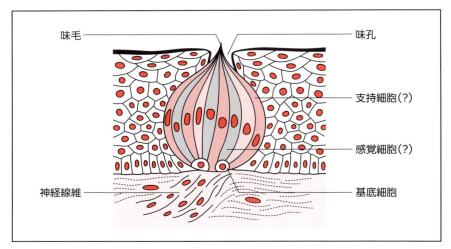

図 14. 味蕾の拡大図

るので，甘味と苦味に反応する。生後 3 日には味覚を有し，甘みのあるショ糖を好む。1 歳頃に味の違いがわかり始め，明確な意識として味覚が発達するが，これが好き嫌いである。幼児では味蕾は舌の上だけではなく口の中の粘膜に広く分布している。幼児は口の中一面で味を感じることができる。食物の好き嫌いは生活の中でつくられる。

　食物に対する感覚は，食べるときの雰囲気と感情に大きく左右されて育つ。人間は生活の中で育って人間になる。その他，甘いものを食べるとおなかが一杯になり食事が十分に摂れなくなるのは，血糖値が高くなると満腹感を感じるからである。新生児の唾液分泌が少ない [13] のは，哺乳のため噛む必要がないことに無関係とはいえない。

触　覚

　触覚は皮膚感覚（触覚，温度覚，痛覚，圧覚）の中の一つで，新生児で十分に発達している。

　新生児を抱いたりなでたりするときには泣かないのに，採血で針を刺せば痛みを感じて泣く。また，温かい湯で沐浴すると気持ちよさそうにしている。触覚は口唇粘膜にも発達している。

13 皮 膚
skin

皮膚の成り立ち

在胎12週頃にコラーゲン線維が発生し，在胎16～24週に表皮角化が起こり，皮脂腺・汗腺・毛髪などの皮膚付属器官ができ，皮膚の大部分が整う。在胎28～32週にエラスチン線維が発生し，乳頭体が発達して真皮と表皮の境界面が波型となり，機能面でも皮膚らしくなる。

出生後は胎内とは異なり，外気に触れるなどのさまざまな刺激を受けるので，血液循環が活発になり，見た目にはピンク色に見える。この頃は表皮はまだ薄く，色素顆粒も少ないので皮膚の透明度は高く，活発な血液循環が皮膚の色に反映してピンク色に見える。

乳幼児期は表皮・真皮ともまだ薄い状態であるが，皮下組織は厚くなっている。小児期になると色素顆粒も増加して成人の色になる。真皮ではコラーゲン線維も増加して強度が備わる。思春期には皮膚は完成し，第2次性徴が完了した後は男性の皮膚は強靱でたくましい直線的となり，女性の皮膚は柔軟な曲線的になる。また，皮脂腺の分泌も活発になり，肌にうるおいは増加するが，尋常性痤瘡（ニキビ）ができやすい時期でもある。

皮膚の構造[29]

表皮層，真皮層，皮下脂肪組織からなり，表皮層の一番上が角質層（0.01～0.02mm）で，顆粒層，有棘層，それに基底層である。基底層を構成する基底細胞から角質細胞に変化する。その角質細胞が角質層を構成し，皮膚表面が新しい角質層になるのに約4週間を要する。

表皮層の一部である角質層はNMF*（natural moisturizing factor，天然保湿因子）と細胞間脂質からなる。細胞間脂質には水を保持する役割がある。

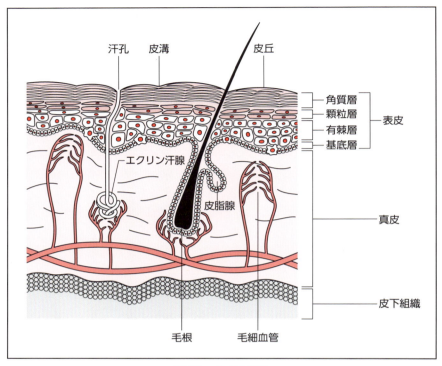

図 15. 皮膚の構造

＊NMF とは，角質層の中にある水溶性の天然保湿因子で，NMF が存在することで，角質層は水分を保つ。

表皮層の働きと性質

　角質層は身体外からの細菌や刺激物質の侵入を防ぐとともに，身体内からの体液の流出を防ぐ働きをする。身体の動きに合わせて柔軟性をもたせるための水分を含有し，身体内に発生した熱を外部に放出するために必要な水分を透過させる。平均 4 週間で角質細胞の上の層から剝がれ落ちていく。正式には落屑という。

　顆粒層は角質層の下にあり，顆粒層は紫外線を反射させる。有棘層は顆粒層の下にあり，ここにランゲルハンス細胞がある。ランゲルハンス細胞（樹状細

皮　膚　　71

胞）は外界からの異物の侵入を察知して脳に伝える。基底層は細胞の新生と増
殖を繰り返す。

皮膚の作用

1.　温度，細菌，紫外線などの外界の刺激が身体内に直接影響することを防ぐ
　　　皮膚の層（表皮層，真皮層，皮下脂肪組織）が寒さや暑さを防ぐ。皮膚
　　　からの分泌物でつくられた皮膚表面の酸性脂肪膜が細菌の身体内侵入を
　　　防ぐ。皮膚に存在するメラニン色素が余分な紫外線を吸収し，身体内奥
　　　深くまでの侵入を防ぐ。
2.　身体内の物質が無制限に漏出するのを防ぐ
　　　身体内の物質としての体液と熱の漏出を防ぐ。

皮膚の機能

1.　体温の保持（体温調節）
　　a.　身体内と身体外の間の熱の移動を抑える
　　　　皮膚の表皮には細胞がいく層にも重なり，その下の真皮には結合組織
　　　　が錯綜し，さらにその下には厚い皮下脂肪組織がある。表皮には血管
　　　　がないことも熱の移動を抑えるのに役立っている。その理由は，身体
　　　　内の熱を運ぶのは血液であるから，表皮に血液が流れれば熱は直接に
　　　　外界と触れ合い放出されてしまう。
　　b.　身体内の熱を放散する
　　　　発汗作用が熱の放散を促す。汗が気化する際に皮膚の表面から熱を奪
　　　　う。皮膚が熱の遮断作用により，身体外と身体内の熱の移動を制限す
　　　　るとともに身体内に生じた熱を必要に応じて放散して調整し，生体を
　　　　維持する。
2.　呼吸作用：肺呼吸の１％相当を行う。
3.　分泌排除作用：皮脂腺では皮脂を，汗腺では汗を分泌し皮脂膜をつくる。
4.　知覚作用：真皮の上層まで末梢神経が延びており，刺激を受けると脳に伝
　　　える。
5.　表現作用：特徴を表すだけでなく，喜怒哀楽の表情を演出する。すなわち，

怒ると全身の皮膚が赤くなり，痙攣を起こすと青白くなり，恥ずかしいときは顔が赤くなるなどの表情が現われる。

皮膚病の遠因

　皮膚病とは，皮膚を構成する皮膚細胞が病むことである。皮膚細胞が病むとは，①内臓が病むことで，必要な栄養が皮膚に不足する，あるいは身体内に老廃物や毒物が溜り，皮膚が弱り病気になったものであるから，この場合は内臓の病気を治療することが肝心である。②皮膚の維持に必要な食物の過不足がある。つまり皮膚が丈夫に育たないことにより起こる病気である。

　食物，睡眠，運動を過不足なく与えることが，健康な皮膚の細胞の生産および再生産を果たす。また，皮膚細胞をつくる栄養素，酸素，水分などをバランスよく十分に摂ることが皮膚の血液循環をよくする。

14 骨
bone

骨の働き

　骨には身体を支える支柱としての役割があり，身体の大切な臓器を外部からの衝撃から守る。

　骨髄には造血機能があり，赤血球，白血球，血小板などがつくられる。また，骨はカルシウムの貯蔵庫で，身体の中でカルシウムが不足すると，一時的に骨からカルシウムが補給される。それを補うためにすぐに腸管からカルシウムが吸収されるので，血液中のカルシウム濃度は常に一定に保たれている。骨は身体の中のカルシウム，マグネシウム，リンなどのミネラルを調節する。

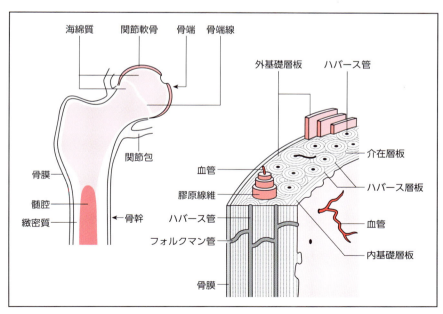

図16. 大腿骨の縦断面(左)と緻密質の模型図(右)

頭蓋骨

　胎児のときに骨は出来上がっている。生下時には350個くらいの骨があるが，これがだんだん縫合していき，学童期頃には200個くらいまでに減る。

　頭蓋は，15種23個の頭蓋骨から形成されるが，出生時はおのおのの縫合は閉鎖していない。前頭骨と頭頂骨で囲まれた菱形の部分と，後頭骨と頭頂骨とに囲まれた部分は泉門といい，軟部になっている。前者は大泉門で，生後6〜24カ月頃に閉鎖する。後者の小泉門は生後まもなく閉鎖する。頭蓋骨が柔らかいのは生まれるときに産道を通りやすいからである。

　頭蓋変形は，乳児が仰臥位で顔を真上に向けるよりも左右どちらかに向けることが多い場合にできやすい。したがって，頸部に腫瘤を触知しなければ，変形は単なる向きぐせの結果と考えてよい。その場合でも，向いているほうの頭蓋は圧迫されて変形しやすい。しかし，生後6カ月過ぎて座位や立位の姿勢が多くなれば，変形は自然に軽快する。

　大泉門は，脳に直結した部分であるので，無理に圧迫しないように注意する。心拍動とともに多少ペコペコ動くのは正常範囲内である。しかし，乳児が脱水症になると内方に陥凹し，逆に髄膜炎や脳腫瘍などで脳圧が高まると外方に膨隆するので，病気の診断に役立つ。

骨の発育[30]

　骨の発育は化骨現象によってなされる。化骨*は，軟骨にカルシウムが沈着して行われる。その中心となる化骨核は，年月齢によってその出現数がほぼ決まっている。その出現状況が骨年齢であり，一般的にはX線検査で，手根部の化骨数や形態をみて骨年齢を判定する。その化骨数は，数え年の暦年齢とほぼ同数である。

　　＊化骨とは，骨が成長し，その部分に石灰が沈着して硬くなる過程をいう。化骨は主に骨端軟骨部位で行われるが，成長過程の骨ではX線画像でその部位が線状（骨端線）に写し出される。

15 歯
teeth

　乳歯は，妊娠初期から形成され始め，胎児期にすべて石灰化が始まり，出生時にはかなり出来上がっている。前歯が生後6～8カ月頃に生え始め，2～3歳までに20本生えることが多い。しかし，歯の萌出時期や順序は個人差が多く，1歳までに1本でも生えれば正常範囲である。多少は遅めのほうが虫歯にはなりにくい。

　乳歯の生え始めは斜めに生えたりするので，すき間が開いている乳児が多い。

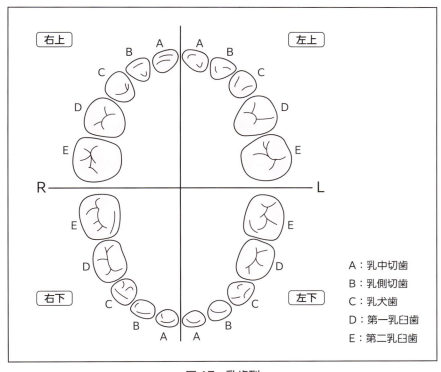

図17．乳歯列

乳児の離乳食は舌や歯ぐきでつぶせる固さであり，歯をあまり使わないために歯並びが悪くてもほとんど心配はない。1歳過ぎて，形のある食品，固めの食物を食べて，歯を使用するようになると歯並びは改善する。また，乳歯は多少のすき間が開いているほうが，食物が歯に詰まりにくいので虫歯になりにくいし，永久歯は生えやすい傾向にある。

歯並びは指しゃぶりやおしゃぶり，また，哺乳ビンを年長になっても長く続けていると，上の前歯が前方に出やすい。逆に，下の前歯を出すくせがあるとその歯が前方に出てくる。

永久歯の多くは，妊娠中期に形成を開始し，石灰化は主として乳幼児期に行われる。永久歯は6歳頃から生え始める。

乳歯は小さな顎に生えるために，数も永久歯より12本も少なく20本である。乳歯の大きさと厚さは永久歯より小さく薄いため，虫歯になればすぐ神経が侵される。

乳歯は，生後6カ月頃から下の前歯が生え，2歳で奥歯まですべてが生えそろう。永久歯は6歳頃から第一大臼歯が生え，13歳までにすべてが生えそろう。乳歯と永久歯の交代がスムーズに行われるには，乳歯の歯根が永久歯の萌出に伴い吸収され，適切な時期に抜けて永久歯が生えてくることが大切である。

歯の萌出時期

乳　　歯	数	萌出時期
下顎乳中切歯	2	5〜9カ月
上顎乳中切歯	2	8〜12カ月
上顎乳側切歯	2	10〜12カ月
下顎乳側切歯	2	12〜15カ月
第一乳臼歯	4	10〜16カ月
乳犬歯	4	16〜20カ月
第二乳臼歯	4	20〜30カ月

16 体　温

body temperature

　胎児期は胎盤を介して熱を放散しているため，出生後もしばらくは体温は38℃とやや高い。

　新生児は体重に比較して体表面積が広いので容易に熱を喪失し，急激に体温は降下することがある。それを防ぐために安静と保温が大切である。

　新生児・乳児は笑うと交感神経は緊張し，そのために血管は収縮するので皮膚温は低下する。逆に泣いたときに代謝は増加し，身体内で熱生産が起こるために顔面の皮膚血管は拡張し皮膚温は上昇する。

　胎脂を洗い流すと保温・保湿の効果はなくなる。したがって，未熟児では胎脂を洗い流すような沐浴は体温を喪失させることになるので注意を要する。

　生後3カ月以降の乳児の体温調節能力は，ほぼ成人並みである。

乳幼児の体温が高い理由[31]

・生命の維持と成長のために体内の代謝の活発化は必須である。
・体温調節機能が十分に発達していない。
・生産された熱を上手に放散できない。

17 発　熱
fever

　発熱とは，病気などに伴い，視床下部の体温調節中枢で温度の調節が通常より高温に固定され，そのために筋肉収縮により熱の産生が増大し，また，末梢血管が収縮して熱放散が抑えられる状態である。すなわち，身体内での熱の生産が高まるか，身体外への熱の放散が低下するかして均衡が崩れた状態である。言い換えると，熱の生産が熱の放散を上回った場合である。

　細菌やウイルスが身体内に入ると，自らが闘うために代謝を活発にするが，それには熱（体温を上昇させる）が必要になる。

発熱の機序

　細菌やウイルスが生体に侵入すると，白血球や細網内皮系の貪食細胞が細菌やウイルスを捕食し発熱物質をつくり出す。発熱物質は血液で脳に運ばれ，視床下部にある体温調節中枢に作用する。その作用により体温調節中枢は高温に固定される。結果として生体は固定された温度まで体温を上昇させて熱を生産する。逆に発熱物質の産生が止まると高温に固定されたダイヤルは元に戻り，熱の放散が起こる。

発熱の機能（利点）

　発熱は免疫系を活性化させるための刺激になる。体内環境が高温になると細菌などの増殖は抑制される。また，発熱のために代謝は高まる。

体温上昇が悪影響を及ぼす場合

・心臓病では，代謝が活発化することで心臓への負担は多くなる。
・高熱により，けいれんを起こすことがある。
・高熱状態が長く続き食事や睡眠がとれない場合がある。

18 血液と血管
blood and vessel

造 血

　胎生初期は胎児の体内には血球の産生はない。在胎2週頃から卵黄嚢で原始赤芽球（1次赤芽球）が産生され始める。在胎6週頃から肝臓で2次赤芽球が産生され，7週頃から白血球の産生が始まる。在胎10〜12週に卵黄嚢での造血能は消失し，それに代わって脾臓・骨髄・リンパ系・肝臓での造血が始まり在胎20週まで続く。また，在胎24週頃から肝臓で盛んに造血が行われていたのが減衰し，これに代わって骨髄での造血が主となり出生後まで続く。出生後2週で胎生期に肝臓で行われていた造血は消失し，出生後の主たる造血は骨髄で行われる。

　新生児の造血の場は全身の骨組織であり，その大部分は造血が盛んなために赤色髄と呼ばれる。加齢に伴い小児期で行われていた大腿骨・上腕骨などの長管骨では造血を停止し，脂肪髄（黄色髄）へと移行する。造血の主となるのは胸骨・骨盤・肋骨・頭蓋骨などの扁平骨や椎体である。

血管系

　在胎11週で平滑筋芽細胞周囲にエラスチン（elastin）が出現し，在胎13週で平滑筋芽細胞に筋原線維がみられる。在胎24週になると大動脈は基本的な構造を現す。新生児期では平滑筋細胞は小型であるが，成人とほぼ同じ構造である。胎生期の動脈には真の内膜はなく，内皮細胞は直接内弾性板に付着している。胎児期から新生児期にかけて内皮細胞は類円形や楕円形であるが，成長するにつれて扁平化する。内皮下組織は生後数カ月間に著しく発達する。

　大動脈の内膜は生後まもなくから肥厚し，加齢に伴い内膜のびまん性肥厚が強くなる。この肥厚は限局性で動脈の分岐部にできやすく，ここに脂肪沈着が起こり，粥状硬化を呈することがある。

胎児期の大静脈は，大動脈に比較すると平滑筋芽細胞は，より小型で細長く，在胎 24 週以降では弾性線維はほとんどみられない。また，平滑筋細胞の発達は目立たない。

リンパ管系

胎児では，リンパ管は静脈に接したところに嚢胞状に形成される。これらのリンパ嚢は近傍の静脈の内膜から内皮細胞の発芽形成によって発生する。胎生初期に形成されたリンパ嚢のうち乳び槽は出生後も残り，リンパ管叢になる。リンパ節*はリンパ管叢内に発生する。

＊リンパ節とは，全身に分布しているリンパ管の途中に形成されたものである。

脾　臓

胎児期まで造血機能はあるが，出生後は成長とともに造血機能を骨髄が担うようになる。脾臓は外側の赤脾髄と内側の白脾髄の組織からできていて，脾臓が暗褐色にみえるのは赤脾髄が血管に富んでいるためである。赤脾髄には血液を濾過し，古くなった赤血球を貪食，破壊する役割がある。赤血球は全身に酸素や栄養素を運び，不要な炭酸ガスを排出する重要な働きをする。赤血球の寿命は約 120 日で，古くなるとこの働きが正常に行われなくなるために古いものは処理され，新しく造血されるが，その処理を行うのが脾臓である。また，処理した血液から造血に必要な材料を取り込み，必要なときに供給する。白脾髄は免疫系に関与するリンパ球を産生し，リンパ球は血液中に侵入した細菌や異物を捕らえて貪食したり，それらに対する抗体をつくる働きがあり，健康を維持するために重要な防御機能を果たしている。

19 体　液

body fluid

　体液（細胞内液と細胞外液）は身体内の液体成分であり，血液・リンパ液・組織液・脳脊髄液・滑液・粘液・ホルモン・消化液・唾液・涙・眼房水・汗・尿などが含まれている。体液の割合は年齢，性別，体脂肪量で変化する。健康成人は体重の約 60％，小児は 70 ～ 80％を占める。

　細胞内液は 45％で，細胞外液は 15％である。細胞外液 15％の内訳は，組織間液が 10％,血管内細胞液（血漿）が 5％である。この組織間液と血管内細胞液（血漿）の両液の電解質バランスはほぼ同じである。しかし，血管内細胞液（血漿）中にはアルブミンなどの血管を通過できない大きな成分が含まれている。

　体液中の電解質の組成は細胞外液と細胞内液では異なる。細胞外液では Na^+ や Cl^- が多く，細胞内液では K^+ や HPO_4^{2-} が多く含まれる。そのために細胞内へは水は自由に出入りできるが，電解質は制限される。細胞外液と細胞内液とのイオンバランスは一定に保たれている。

　体液循環によって酸素，炭酸ガス，赤血球，白血球，水分，塩分，栄養素，ミネラル，ホルモン，酵素などあらゆるものが末端の細胞まで運ばれる。体液の特に重要な作用は末端の細胞での酸素と炭酸ガスのガス交換である。

　生後 2 ～ 4 日頃に出生体重の 10％以内の体重減少がみられる。これは新生児は体液に対する細胞外液の比率が高く，生後数日間の経口摂取の不十分な期間において不感蒸泄や排尿によって過剰な細胞外液が体外に排泄されるためである。哺乳力が増加する生後 1 週間ほどで出生体重まで回復する。

20 栄　養

nutrition

　身体（一つひとつの細胞）は活発でなければならない。一つひとつの細胞の活発化に絶対に必要なものは栄養と睡眠である。

栄養素とそのおもな役割

栄養素	おもな役割
糖質	エネルギー源
蛋白質	身体の構成成分
脂質	エネルギー源、細胞膜の構成成分
ビタミン・ミネラル	身体の機能調節

　人体内の物質内の水分の占める量は乳児では約80％である。

食品の4群法[32]

　食品を栄養的に似た特徴で四つのグループに分類し，これを組み合わせることで，栄養所要量に相当する献立を簡単につくることができるように考えられたものである。

第1群：　栄養を完全にする食品群で，牛乳・卵などが属する

第2群：　身体や筋肉，血液などをつくる食品群で，魚・肉・豆製品などが属する

第3群：　身体の調子をよくする食品群で，ビタミンを含んだ野菜類などが属する

第4群：　体力や体温となるエネルギー源の食品群で，穀類・油脂類などが属する

第1群で3点（乳・乳製品で2点，卵で1点），第2群で3点（魚介・肉類

で 2 点, 豆・豆製品で 1 点), 第 3 群で 3 点 (野菜, 芋類, くだもので各 1 点) を摂取すれば栄養のバランスがとれる。第 4 群は 11 点 (穀物で 8 点, 砂糖で 1 点, 油脂で 2 点) を摂取する。

子どもには第 1 群は必須である。同じ群に属する食物も, できるだけ種類を変える工夫をして, なるべく加工品を使わずに, 自然のものを摂取する。なお糖分が体内で代謝されるときは多くのビタミンを消費する。

各群の必要点数

	第 1 群	第 2 群	第 3 群	第 4 群	合計点
乳　児	4.0	1.4	1.4	3.0	9.8
幼　児	4.0	1.9	1.9	7.7	15.5

第 1 ～ 3 群を優先的に摂ったうえで, 合計点を第 4 群で調節する。なお 1 点は 80kcal であるが, 摂取量は年齢で調整する。

21 生理機能の正常値

normal value

　乳幼児の生理機能の指標は年齢によって変化する。年齢が低いほど新陳代謝*が盛んであり，運動も活発なので，脈拍数（心拍数）や呼吸数は多く，体温は高めである。また，乳幼児の血管壁は薄く，硬化が少ないために，血圧は低めである。その他，単位体重当りの身体の水分量は年少なほど多いが，体重は少ないので，尿量は大人に比べて少ない。

　*新陳代謝とは，細胞が古いものを捨てて新しいものに生まれ変わり，新鮮さを維持することである。

対　象	脈拍数（毎分）	呼吸数（毎分）	体温（℃）	血圧（最高/最低）	尿量（L/日）
新生児	130～145	40～50	36.5～37.4	80/60	0.2～0.4
乳　児	120～140	30～40	36.0～37.4	100/60	0.2～0.5
幼　児	80～120	20～30	36.0～37.4	100/60	0.6～1.0

22 尿　意

micturition

　尿意とは，尿が溜ったことを膀胱からの刺激として感じることである。1歳半から2歳前後になると日中は尿意を感じ，自分から排尿を知らせる。

夜尿症

　夜尿症とは，4歳以上の子どもが眠ったまま排尿してしまう現象をいい，その原因として次のことがあげられる。
1.　身体の器質的疾患による
　　排尿を制御する膀胱神経に障害がある場合や，腎臓での尿の分泌を抑制し尿量を減少させるように働くホルモンが不十分なため尿量が異常に多くなる。
2.　習慣性による
　　睡眠中に膀胱内に尿が溜ってくると尿意を感じるが，感じても目を覚まさない場合がある。
3.　精神的
　　学校での緊張とか，弟や妹が生まれたことなどが原因となる。

夜尿症への対応

　2～3歳までの夜尿は普通である。4歳以降の夜尿に関しては，次の注意点を参考にする。
・4歳児の週2～3回の夜尿は心配ないが，できれば止められるほうがよい。就寝前に排尿の習慣をつける。夜尿しなかったら褒めて自信をつけさせる。たとえ夜尿しても怒らない。
・5歳児以降の毎日の夜尿は，夕食後の飲水を禁止するなどの一般的な注意を行っても持続する場合は，専門医を受診する。就寝前のイミプラミン服用な

どで消失することもある。

・眠っている子を無理に起こしてトイレに連れていかない。

・回数が減ってきた明け方の夜尿や，失敗したあとに目覚める夜尿は改善しやすい。

・オムツかぶれなど外陰部の皮膚疾患はないか注意する。

・寒くないか，水分摂取量が多過ぎないかを注意する。

・保育所や幼稚園での宿泊保育の際は，先生に起こしてもらう。

23 健　診[26)]

medical check

1歳6カ月健康診査

　1歳6カ月頃は，幼児初期の身体発育，歩行などの運動発達，言語などの精神発達診査が容易な時期である。各種の障害や発達の遅れを早期に発見すれば，早期に適切な措置を講じやすい。また，離乳食から幼児食への切り替えや，上顎乳歯のう蝕罹患の急増期に対しての虫歯予防，排泄のしつけなどについて指導しやすい時期である。

3歳児健康診査

　3歳頃は人間として各種の機能を獲得し，より自立していく時期である。身体障害，発達の遅れ，行動上の問題などを発見しやすい。身体面の健診に加えて言語発達，運動機能，視聴覚機能，情緒，習癖，生活習慣の自立，しつけ・食事などの育児上の問題，社会性など精神面の発達，歯科などと広い領域についての健康診査が行われる。

24 く　せ

habit

　乳児は言葉で適切な伝達ができないために，泣いたり笑ったり身体を動かしたり，表情や態度で周囲の人たちと意思の疎通を行う。乳児のくせは意思の疎通を行うための習慣化した行動と理解できる。

　生後2～3カ月の乳児の約95％は指しゃぶりをするが，乳幼児は発達に伴い他に興味あることがみつかるので，次第に頻度は減少していく。したがって，乳児期は清潔であるように注意するくらいで放置することが多い。

指しゃぶり

　乳幼児は，年齢が低いほど自ら体験したことや気持ちを保育者や保護者にはっきり伝達ができないので，それを表現しようと指しゃぶりなどのくせが出てきたり，不穏な行動をすることは多い。その際はそれなりの対処で見守り，特別な心配の必要はない。

異常でない乳幼児のおもなくせや行動[27]

00～01カ月：　排便時に顔を赤くして唸る，軽度の振戦（震え），いつも抱かれたがる

02～03カ月：　果汁や野菜スープを飲まない，激しく泣く，あまり泣かない，腹這いをいやがる

04～06カ月：　離乳食をあまり食べない，歯が萌出して嚙む，親の注意を引きたがる，支えられて立ちたがる，いびき

07～09カ月：　離乳食をきたなくする，わざと後ろに倒れる，人見知り，添い寝したがる，ハイハイしない，物を落とす

10～12カ月：　砂や土など何でも口に入れる，歯ぎしり，人見知り，逆に人見知りしない，じっとしていない，ときどき首を横に振る

くせ　89

13～18カ月：　食欲減退，自分で食べたがる，食べさせてもらいたがる，キーキー声，かんしゃく，いつもの物への執着，動き回る

19～24カ月：　かんしゃく，頑固，兄弟げんか，動き過ぎる，気持ちの混乱，物を投げる，物の中に入りたがる，物に登る，発音不明瞭

25～36カ月：　新しい食物を食べない，かんしゃく，頑固，友達と遊べない，攻撃的そして独占的な遊び，思いどおりにならないと泣いて騒ぐ，はっきりしない恐れ，どもる

37～48カ月：　新しい食物を食べない，頑固，きたならしい遊びをする，物を片付けない，すぐおなかを痛がり甘える，どもる，思いどおりにしたがる，便や尿をときどき漏らす

49～72カ月：　食卓のマナーが悪い，もらった物を分け合わない，ときどき悲しそうにする，批判に対する高い感受性，いつもは従わない，知らない人を怖がる，空想にふける，消極的

25 環　境

environment

　身体は常に環境の影響を受けているし，活動することにより，体内は変化していく。体内で生産される熱量は外界の変化に応じて変化し，また，運動や食事でも変化する。

　身体は外界の変化，すなわち環境に応じて変化することにより，全体としては変化しない状態を維持することができる。その調節の中心的役割を果たしているのが神経系と内分泌系である。

　身体は神経によって調節され，さらに神経は脳によって統括されている。したがって，全体として均衡は保たれ，環境の変化に対応して身体全体を変化させて安定を保つことができる。

　身体は一つひとつの細胞から構成され，これらの細胞は器官を組織している。この器官は次の三つに分けられる。①個体の運動に不可欠なもの，②個体全体の代謝活動に必要なもの，③それらを統括するもの。

　第1の器官は，筋肉や骨などの運動器官や眼や耳などの感覚器官である。

　第2の器官は，心臓，腎臓，肺，胃腸などの内臓諸器官である。

　第3の器官は，外界や体内の変化に応じる統括の中枢である脳である。

　これらは血液なしには生存できない。血液は細胞の必要なものを運び込み，不要なものを運び去る役割を担っている。

　乳幼児は，すべての細胞が成長期にあり，幼いほど成長するので，気候の変化にも敏感に反応する。

乳児の行動

　乳児は，泣き叫んだり，微笑んだり，すがりついたり，後追いしたり，周囲の人たちに積極的な働きかけをする。乳児は日ごとに大きくなり，少しずついろいろなことができるようになる。したがって，乳児自身はとても嬉しいだろうと推察できる。乳児がいろいろなことができるようになったことを保育者や

保護者は敏感に感じとり，乳児と一緒に喜ぶのがよい。乳児は周囲の人のまねをしたがるので一緒に遊ぶことで，より行動が増加していく。少し手伝いしてその動作を助け，遊んでいるうちに愛着が強くなり，そして信頼関係が増大していく。忙しいときには，少しくらい泣かせて放っておいてもよい。乳児が泣くのは運動の一つであるし，少しは我慢強さも育てなくてはならない。

　乳児は，空腹時以外にも寒いとき，疲れたとき，不快なことがあったときに泣いて，それらを周囲の人たちに知らせる。周囲の人たちがその問いかけに反応してくれれば，乳児はその反応を期待して，また，必要なときに泣くようになる。このようなことが，乳児にとって初期の人間関係を形成していくうえで非常に大切である。また親は，このような育児行動を通して母親（父親）らしさが次第に備わっていく。

幼児の言葉

　幼児になると言葉を理解するようになるので，言葉による教育が可能になる。しかし，幼児の言葉には幼稚語と幼児語がある。

　幼稚語は幼いために正しい唇と舌の動きができず，発音が訛る。例えば，「おやちゅみ」，「ちゃいなら」のようにである。

　幼児語は表象のレベルで対象を覚えやすくするための言葉であり，例えば，「ワンワン」，「ブーブー」のようである。

26 事　故

accident

　月齢・年齢別で起こりやすい事故がある。これは乳幼児の発育と大いに関係がある[33]。

起きやすい事故とおもな原因

新生児：	周囲の不注意	誤って上から物を落とす，不適当な物を食べさせる。
01 ～ 06 カ月：	転落，やけど	ベッドやソファーから落ちる。ストーブなどに触れる。
	誤飲，窒息	タバコ，医薬品，化粧品，コインなどを誤飲する。
07 ～ 12 カ月：	転落，転倒，やけど	扉，階段，ベッド，アイロンやポットのお湯
	溺水，誤飲	浴槽，引き出しの中の薬，化粧品
	車中のけが	座席から転落
12 ～ 48 カ月：	誤飲，転落，転倒	階段，ベランダ
	やけど，溺水，交通事故	熱い鍋に触れる，水遊び，飛び出し事故

27 発達の異常[34)]

abnormality of the development

感受期における正常化

　子どもの感受期（敏感期）にふさわしい活動に出会い，そのことに取り組み，そしてその経験を繰り返していくうちに，子どもは本来あるべき姿になっていくことを正常化という。

　子ども本来のあるべき姿とは，自分で自分を成長・発達させる力である。しかし，周囲の成人や環境，それにさまざまな要因で歪められ，逸脱発達してしまうことがある。逸脱発達してしまった子どもを正しい形に戻して，自分で自分を発達させる力をよみがえらせるのが正常化である。

　普通は，正常の反対は異常であるが，ここでは逸脱という言葉を用いている。この理由は異常ではなくて道から外れているという意味合いからである。

　子どもが次のような状態になると正常化されていることがわかる。すなわち，自主自立性がある，自信と忍耐力がある，運動器官（特に手や指先）が器用になる，身のこなしがよい，観察力や注意力がより出てくる，深い知識や高度なこともできるようになる，作業を好む，情緒の安定，自分以外のものにやさしくできる，相互作用と奉仕の心が育つ，規律と秩序を大切にする，従順であるなどである。

逸脱発達

　正常化の反対を意味する逸脱発達は具体的には次の二つのタイプに分かれる。

1．　強いタイプの逸脱の状態

　多動で怒りっぽく反抗的態度，不従順，破壊的本能，独占欲，嫉妬深い，気まぐれであきっぽい，手の動きを統制できないために物を落として壊す，無秩序でさわぐ，人の邪魔をする，弱いものや動物にも残酷である，食欲旺盛である。

2. 弱いタイプの逸脱の状態

消極的な欠点が多い，無感動・無気力・表情が乏しい，自分の要求がとおるまで泣き続ける，依存心が強い，人に機嫌をとってもらいたがり，すぐに退屈する，怖がりで暗闇を嫌う，嘘をつく，盗む，身体的欠陥があるふりをする，睡眠を妨げると身体に影響があり貧血を起こしたりする，心身症的な症状が出るなどである。

発達障害

発達障害には，知的障害（知的能力障害）、コミュニケーション障害、自閉スペクトラム症（ASD）、ADHD（多動症候群）、学習障害（限局性学習症、LD）、発達性協調運動障害、チック症などを含む。

アメリカでの発達障害の定義は次のとおりである。
1. 精神的あるいは身体の障害，また精神と身体の障害の合併に起因するもの
2. 年齢が 22 歳になる前に現れるもの
3. 無期限に継続する傾向にあるもの
4. 次の主要な生活活動のうち三つ以上の領域で，基本的な機能上の欠陥が結果として生じるもの。
   a. 身辺処理，b. 受容言語と表出言語，c. 学習，d. 移動，e. 自己志向性，f. 自立能力，g. 経済的自立能力
5. 特殊な，訓練的な，または一般的な世話，治療ないし他のサービスを種々継続して受ける必要があり，それが終生または長期間にわたり，個々に計画され調整されるもの

知的障害（精神遅滞）

幼児期および学童期に発症し，知能の発達が有意に遅れ，社会生活などに適応できない疾患を知的障害（精神遅滞）という。この疾患は原因不明のものが多いが，染色体異常，先天代謝異常，脳の奇形，脳脊髄の感染症，内分泌疾患など，中枢神経系の機能的・器質的障害をきたす疾患が原因になることがある。

知的障害*の程度を知能指数（intelligent quotient；IQ）や発達指数（development quotient；DQ）などで示すことがあるが，しかし，これら

の指数は年齢とともに変動しやすく，現実的には疾患の進行のほか治療・療育の効果判定に使われている。

IQ が 50 ～ 70 程度は軽度の知的障害であり，成人に達した場合は小学校高学年程度の知能を有し，日常生活や熟練を要しない仕事は可能であるので，それを目標にして療育する。IQ が 20 ～ 50 程度は中等度～重度の知的障害であり，成人で 3 ～ 8 歳の行動能力であるので，他人の助けにより自己の身辺整理が可能となるように療育する。IQ が 20 未満は最重度の知的障害であり，成人になっても自立困難であり，ほとんど会話ができないので衣食に関しても保護を必要とする。

＊知的障害は知的能力障害（知的発達症）の略で，知能を中心とする精神の発達が幼少期から遅れていて，社会生活への適応が困難な状態のことである。

脳性麻痺

胎内，あるいは周産期，または乳幼児期に種々の原因で生じた非進行性の中枢性運動障害である。症状は運動発達の遅れ，筋緊張の異常，姿勢の異常，運動の円滑さの欠如などがある。運動障害の種類によって痙直型，アテトーゼ型，強剛型，失調型，低緊張型などに，また，麻痺の範囲によって四肢麻痺，両麻痺，片麻痺，三肢麻痺，対麻痺，単麻痺などに分類される。

てんかん

反復性発作性脳律動異常に基づく脳疾患で，発作的に運動，意識，感覚，自律神経の異常や精神症状が現れるものをいう。大部分は原因が不明な真性てんかんであり，症候性てんかんとしては基礎疾患に外傷，脳炎，脳腫瘍などがある。

行動異常・情緒障害

● 乳幼児の行動異常[34]

00 ～ 01 カ月： 空腹時の徴候がまったくない，目と目がまったく合わない，体重の増加不良，手で何もつかまない，顔や頭がチック様の動きをする

02～03カ月:	人の顔や声などのいわゆる社会的刺激にまったく無関心である，持続的に機嫌が悪い，発育不良，昼夜の区別がない
04～06カ月:	授乳や離乳食に無関心である，社会的刺激に無関心である，上体を起こした姿勢をいやがる，異常に体を揺する
07～09カ月:	食生活や睡眠のリズムがない，無表情，情緒的な交流がない
10～12カ月:	引きこもりがちな行動をする，微笑んだり声を出したり手を延ばしたりしない
13～18カ月:	言葉の理解がまったくできない，自分の意志を表示しない
19～24カ月:	意味ある言葉が出ない，遊ばない（好きなおもちゃがない）
25～36カ月:	ほとんど話をしない，他の子どもに関心を示さない，極度に消極的である
37～48カ月:	話をしなかったり逆にわけのわからないことを話す，過度に臆病である
49～72カ月:	意思の疎通がない，友達がいない，持続的な指しゃぶり，破壊行為，遺尿症，遺糞症

多動症候群* (attention-deficit/hyperactivity disorder；ADHD) [35]

多動で落ち着きがない，気が散りやすい，情緒不安定で衝動的，欲求不満に耐える力が乏しいなどの症状を呈する。

7歳未満に発症し，不注意，多動性，衝動性の三つの行動を必須とする行動症候群である。

不注意とは，学業などで注意の集中が必要なときに集中ができない状態である。多動性とは，動き回ったり，座っていても落ち着きなく，じっとしていられない状態である。衝動性とは，考えなしの行動や待たねばならないときに待つことができない状態である。

学習障害* (learning disability；LD)

聞く，話す，読む，書く，思考する，あるいは数学的な能力の獲得・使用が困難なグループにつけられた包括的な名称である。幼児期から幼稚園や保育所

でみんなについていけない，一緒に遊べない，動作が下手，言葉が遅いなどの子どもである。

＊多動症候群・学習障害とは，知能は正常，あるいはそれ以上でも，中枢神経系の機能障害に由来する行動，または学習上の問題がある場合をいう。

自閉症（autism）

乳児期はおとなしく，あまり泣かないので育てやすいが，視線が合わない，昼夜の区別がつかない，あやしても反応しない，笑わないなどの症状である。幼児期になっても周囲の人に関心を払わず，孤立し，言葉はほとんどない。

言語発達遅滞

言語発達遅滞とは，3歳になっても何らかの原因により，同年齢の子どもに比べて言語発達の状態が標準より遅れている場合をいう。

主な原因としては，身体発育不全では未熟児で出生や，重症疾患罹患後などがある。言語発達遅滞は精神遅滞での頻度が多い。また，脳性麻痺では構音障害によることが多く，自閉症ではコミュニケーションの障害によることが多い。難聴では音に対する反応が弱い場合である。心因性では言語刺激が極端に少ない環境などに発生する。特発性としては言葉以外の発達はほぼ正常であり，予後は良好な場合が多い。

● **言葉の発達のめやす** [36]

	わかる	話す
0～1歳：	音に応じる	喃語
	音や言葉の聞き分け	身近な人の声の調子の模倣
	言葉と物の関係	身近な人の言葉の模倣
1～2歳：	言葉と意味の関係づけ	欲求
	簡単な指示に従う	1歳　　1～3語
		1歳半　15～20語
		2歳　　200語
		さかんにまねをする

98　発達の異常

2〜3歳：	2歳半までに400語	状況の報告（どうする，どうしている，どうした）
	3歳までに800語	2語文「おかし　ちょうだい」
	二つの指示に従う	言葉の急増期
		つかえたり繰り返したりなどが目立つ
		「なに？」「どこ？」「だれ？」
3〜4歳：	複文	3〜4語文
	日常生活に関する言葉はほぼ完成	「袋のお菓子ちょうだい」
		助詞
		単文
		大人と会話できる1,700語
		「いつ？」「どうして？」「どんな？」
4〜5歳：		3〜4音節語
		4〜6語文
		「さっきの袋のお菓子ちょうだい」
		脈絡がある話
		発音もほぼ完成
5〜6歳：		完全な5〜6語文
		「さっきスーパーで買った袋のお菓子ちょうだい」
		相手や話題に合わせる
		複文
就学時：	6,000語	日常生活に用いる語彙や構文
	概念理解は個体差が大きい	3,000語
	比喩など文字どおりでない	単語の音節分解，文字との対応
	意味の理解も可能に	

おわりに

「1 歳までは周囲の環境を心地よくして，1 歳を過ぎたらしつけを行う」とか「三つ子の魂百まで」という言葉が社会的に通用してきました。先人の経験と生活の知恵から生まれたことでしょうが，先輩の方々は小児科医の立場からこれらを理論付けしようと努力をされてきました。そのことに関して，今回の執筆でかなりのところまで解明されていることがわかりました。また，乳幼児の発達生理は部分的ではなく，全体的に捉えなければならず，そうすると記載が自ずと複雑化してきます。そこを簡明にすることにかなりの労力を要しました。その一方で，乳幼児の発達生理には神秘性という部分が多々あることもわかりました。

この本を読んでいただいた方々に不備な点あるいは疑問な点を指摘していただき，若い医療従事者の方々が乳幼児の発達生理をさらに解明してくださることを期待します。

文　献

1) 松橋有子，他：新保育学．南山堂，2003
2) 小西行郎：赤ちゃんから学ぶ．日本小児科学会雑誌　109（1）：2，2005
3) 鈴木　孝：こどもと薬．日本小児科学会雑誌　109（11）：1330，2005
4) 望月眞人（監）：新生児．標準産婦人科学第2版，医学書院，1999
5) 加藤忠明：小児の身体発育と保育．新・保育士養成講座，全国社会福祉協議会，2002
6) 小西行郎：赤ちゃんパワー．ひとなる書房，2003
7) 加藤忠明：小児の生理機能と保育．新・保育士養成講座，全国社会福祉協議会，2002
8) http://www.meti.go.jp/policy/
9) Ganong W：Review of Medical Physiology. Lange Medical Publication, 1981
10) 前川喜平（他編）：新生児反射．標準小児科学第3版，医学書院，1997
11) 多田裕：新生児ケアの実際．診断と治療社，東京，p.56-72，2000
12) https://www.msdmanuals.com/ja-jp/professional：周産期の生理
13) 伊礼弥生：新生児の生理．栄養学各論，共立出版，2002
14) 花多山芙美：新生児の特性．最新栄養学，建帛社，2002
15) https://www.msdmanuals.com/ja-jp/professional：新生児の肺機能
16) http://www.menekiplaza.com/kinou.html：免疫プラザ
17) 牛島廣治：母乳保育児の感染防御能．日本医事新報 4262：93，2005
18) Guyton A：Basic Human Physiology. Saunders Co, 1976
19) 産経新聞：赤ちゃん学を知っていますか．新潮社，2003
20) 國土将平：発育段階と子どもの遊び．Vol 1，No 3，p143，杏林書院，2003
21) 高石昌弘：発育発達と子どものからだ．Vol 1，No 1，p9，杏林書院，2003
22) 宮原資英：不器用な動作と発育発達．Vol 1，No 5，p312，杏林書院，2003
23) 瀬江千史：育児の生理学．現代社，1998
24) 自律神経系　フリー百科事典『ウィキペディア（Wikipedia）』
25) https://www.kango-roo.com/learning/2169/
26) 加藤忠明：小児の疾病とその予防・小児保健，建帛社，2003
27) 加藤忠明：乳幼児の生活と環境．最新乳幼児保健指針，日本小児医事出版，2001
28) 河合優年：新生児期の感覚・運動発達と胎外環境への適応．小児科　43（8）：1069，2002
29) https://www.msdmanuals.com/ja-jp/professional：皮膚の構造と機能
30) 大槻文夫：子どもの骨の成長．Vol 1，No 2，p74，杏林書院，2003
31) 朝山正己：子どもの体温調節．Vol 1，No 2，p90，杏林書院，2003
32) https://www.eiyo.ac.jp/resources/yongun.pdf
33) 加藤忠明：小児の事故．最新乳幼児保健指針，日本小児医事出版，2001
34) 加藤忠明：発達障害の概念と病態．新版図説小児保健，建帛社，2000
35) https://www.msdmanuals.com/ja-jp/professional：注意欠如多動症（ADD，ADHD）
36) https://www.children-center.jp/2023/09/blog-kotoba/

索 引

あ

アセチルコリン　47
アテトーゼ型　95
アデニン　11
アトピー性皮膚炎　63
アドレナリン　49
アミノ酸　3, 11, 42
アミノ酸配列　10
アルコール　14
アルドステロン　58
アルブミン　81
アレルギー反応　40
アンドロゲン　58, 61
あくび　43
足引っ込め反射　22
脚の台乗せ反射　25
汗　71, 81
圧覚　68
甘味　67, 68
安静　9, 77

い

イミプラミン　85
インスリン　60
医療機器　1
医療技術　1
易感染性　36
胃液　41, 49
異物　35, 38, 39, 40, 80
移送　3
遺伝子　10, 11, 14
遺伝情報　11
遺伝的要因　5
遺伝の法則　10
遺尿症　96
遺糞症　96
育児行動　91

1次赤芽球　79
一卵性多生児　12
逸脱発達　93
溢乳　8
芋類　83
咽頭筋　51
咽頭筋運動　51
陰茎　43, 61
陰茎支持反射　27
陰嚢　60, 61
飲細胞作用　2, 3
飲水行動　56

う

ウイルス　7, 14, 33, 39, 78
う蝕　87
うぶ声　16, 29, 31
うま味　67
右心室　9
右房圧　31
運動　13
運動器官　93
運動機能　5, 6, 87
運動障害　94, 95
運動神経　50, 53
運動線維　49, 53
運動能力　7
運動発達　87
運動面　5

え

エストロゲン　59
エネルギー　12, 13
エネルギー源　82
エピネフリン　29, 59
エフェクター機構　38
エラスチン　79
エラスチン線維　69

永久歯　76
栄養血管　31
栄養摂取不足　14
栄養素　41, 81, 82
液相　30
延髄　27, 53
炎症性サイトカイン　37
遠視　64
遠心性神経　19
遠心路　19
塩基　11
塩基置換　13
塩分　81
嚥下　51

お

オキシトシン　57
オムツかぶれ　86
おしゃぶり　76
お座り　6, 43
黄体形成ホルモン　56
泳ぐ　45
音声　6
温度　71
温度覚　68
温度差　29

か

カルシウム　73
カルシウムイオン　3
カルシトニン　57
ガス交換　2, 29, 81
ガラント反射　22, 23
かんしゃく　89
下顎　51
下顎乳側切歯　76
下顎乳中切歯　76
下丘　18

下甲状腺動脈　57
下肢伸展反射　22
下垂体　56
下垂体後葉ホルモン　56
下垂体神経葉　56
下垂体腺葉　56, 57
下垂体前葉　56
下層，大脳の　17
化学合成　13
化学物質　67
化骨　74
化骨現象　74
化骨数　74
加齢　5, 8, 33, 79
風邪　7, 67
過期産　1
過期産児　4
蝸牛　51
顆粒球　33
顆粒球造血　3
顆粒球分化　3
顆粒層　69, 70
開扇現象　21
外頸動脈　57
外耳　65
外側膝状体　50
外転神経　51
外分泌細胞　59, 60
角質細胞　69
角質層　69, 70
角膜　64
覚醒リズム　62
獲得免疫　35, 37
学習障害　94, 96
学童　45
学童期　5
数え年　74
片足立ち　45
滑液　81
滑車神経　51
顎下腺　51
汗疹　63
汗腺　69
肝臓　2, 4, 41, 42, 79

間質細胞　61
間脳　15, 18, 56
感覚　6
感覚器官　16, 19, 90
感覚細胞　49
感覚受容器　64
感覚神経　49, 50
感受期　93
感情　7, 17
感染症　12, 34
感染阻止因子　40
感染防御機構　40
感染防御機能　6
感染罹患率　40
関心　7
関門　2, 52
環境的要因　5
眼球　64
眼球運動　50, 51
眼軸　64
眼房水　81
頑固　89
顔面神経　51

き

気管　29
気管支　29, 49
気相　29, 30
気道上皮　29
気まぐれ　93
奇形　6
基底核　28
基底細胞　69
基底層　69
揮発性　66
器用　46
機能的閉鎖　31
吸収　17, 41, 42
吸啜運動　20
吸啜反射　20, 23, 27, 44
求心性神経　19
求心路　19
急速眼球運動　62
球状帯　58

嗅覚　6, 64
嗅細胞　66, 67
嗅小毛　66
嗅神経　50
拒絶反応　4
虚弱児　2
魚介類　82
兄弟げんか　89
胸囲　7
胸郭　29
胸管　41
胸骨　79
胸鎖乳突筋　51
胸式呼吸　31, 32
胸神経　49
胸腺　33
胸腺原基　33
胸腺ホルモン　33
強剛型　95
橋　18, 53
驚愕　43
仰臥位　74
局在性姿勢反射　27
局在性静的反射　27
極低出生体重児　4
近遠方向　6
筋原線維　79
筋肉　19, 45, 82, 90
緊張性頸反射　21
緊張性迷路反射　24, 27

く

グアニン　11
グリア細胞　17
グリコーゲン　42
グルカゴン　60
グルコース　3
くせ　88
くだもの　83
薬　14, 92
屈筋反射　27
首座り　6, 43
頸立ち直り反射　22, 25

索　引　103

け

けいれん　78
けが　12, 92
けんけん　45
経口摂取　81
痙直型　95
頸静脈孔　51
頸静脈洞　51
頸神経　49
頸椎　31
頸椎骨　49
血圧　48, 84
血液　81
血液 pH　31
血液循環　31, 69
血管　19, 41, 49, 79
血管運動　56
血管内細胞液　81
血球細胞　3
血球成分　3
血行動態　31
血小板　3, 73
血糖　60
血糖値　68
血流量　30
結合組織　57, 60, 71
月経　9
月齢　20, 63, 74, 92
献血　39
腱　19
言語　6
言語障害　94
言語発達　87
言語発達遅滞　97
原始赤芽球　79
原始反射　19, 20, 23, 27
原始歩行　43
原始卵胞　60

こ

コミュニケーション障害　94
コラーゲン線維　69
コルチコステロン　58

コルチゾール　58
コルチゾン　58
呼吸　17, 29
呼吸運動　32, 56
呼吸器　2, 42
呼吸作用　71
呼吸数　84
呼吸中枢　29, 31, 53
呼吸調節　31
呼吸様運動　3, 43
固視　64
鼓膜　65
鼓膜筋　51
誤飲　92
口唇探索反射　20, 23, 27
口唇粘膜　68
甲状腺　55
甲状腺刺激ホルモン　56, 57
甲状腺ホルモン　55, 57
甲状腺濾胞　57
交感神経　35, 47, 48, 49, 77
交叉伸展反射　21, 23, 27
交通事故　92
好中球　36, 37
行動　6
行動異常　95
抗原結合領域　40
抗原レセプター　40
抗利尿ホルモン　57
効果器　19
後頭骨　74
恒常性　34
高次精神作用　17
高出生体重児　4
高熱状態　78
喉頭　51
鉱質コルチコイド　58
構音障害　97
酵素　81
合成能　37
穀類　82
骨格筋　19
骨髄　3, 73, 79
骨年齢　74

骨盤　79
暦年齢　74
混合神経　51

さ

サイログロブリン　57
左房圧　9, 30, 31
左右非対称　20
砂糖　83
鎖骨下動脈　57
坐骨神経　53
座位　26, 74
再吸収　42
再配列　12
細菌　7, 33, 39, 71, 78
細菌感染症　36
細胞外液　81
細胞間脂質　69
細胞機能　7
細胞機能レベル　7
細胞成分　40
細胞体　52, 53
細胞内液　81
細胞表面　40
細胞分裂　11, 14, 58
細網内皮系　34, 78
最終月経　1
最上位中枢　17
臍帯血　36
臍帯血管　9
臍帯動脈　31
鰓弓　33
在胎期間　4
殺菌能　36
三叉神経　51
三肢麻痺　95
三半規管　27, 51
三輪車　45
産道　29, 74
酸性脂肪膜　71
酸素　3, 13, 31, 41, 81
酸素不足　14
酸素分圧　8, 30, 31
酸味　67

し

シーソー反射　28
シトシン　11
シナプス　52
シャント　9, 31
ショ糖　68
ジヒドロテストステロン　61
しつけ　87
しゃっくり　43
子宮　9, 60
支持反射　25
四丘体　18
四肢麻痺　95
自然治癒力　33
自然発達　5
自然免疫　35, 37
自然免疫系　35
刺激　19, 64
刺激物質　70
姿勢反射　26
思考力　7
思春期　6, 9, 61
脂質　41, 82
脂肪　60
脂肪髄　79
脂肪組織　33
脂肪沈着　79
脂溶性　66
視覚　6, 18, 64
視床下部　17, 53, 56, 78
視神経　50, 64
視性立ち直り反射　23, 26, 27, 28
視聴覚機能　87
紫外線　70, 71
歯帯　1
耳下腺　51
耳介　65
耳小骨　65
自己　36
自動運動反射　27
自閉症　97
自閉スペクトラム症　94

自律神経　47, 48, 50, 51, 53, 54
自律神経系　17, 47
塩味　67
識別能力　64
軸索　52, 56
軸索末端　53
舌　51, 68, 76
失調型　95
嫉妬深い　93
社会的発達　5
射精　9, 61
弱アルカリ性　59
手根部　74
手掌把握反射　20, 24, 27, 44
主膵管　59
受精　5, 13
受精卵　11
受動移送　2
受動免疫　38, 39
受容器　19
樹状細胞　37, 38
樹状突起　52
習癖　87
十字反射　21, 44
十二指腸　41, 59
十二指腸乳頭部　59
重炭酸ナトリウム　59
重度脳障害　20
粥状硬化　79
出生　4, 5
出生体重　4, 81
循環　17
準備状態　16
初乳　38, 40
女性ホルモン　9
徐脈　31
小学校高学年　9
小学校低学年　6
小泉門　74
小腸　41
小児疾病学　1
小脳　18, 27, 28, 53
生涯免疫　38
松果体　16

消化　41
消化液　81
消化器　2, 8, 49
消化吸収　41
消化酵素　60
衝動性　96
上顎　51
上顎乳側切歯　76
上顎乳中切歯　76
上丘　18
上甲状腺動脈　57
上歯　51
上層, 大脳の　17
上部脊髄障害　20
上腕骨　79
情緒　87
情緒障害　95
情動　17
情動脳　17
情報伝達　34
静脈　41
食物アレルギー　8
食物繊維　41
食欲減退　89
植物状態　16
触覚　6, 64, 68
心臓　17, 41
心臓病　78
心拍数　49, 84
心房レベル　9
伸張反射　27
伸展　24
伸展性足底反射　21
身体障害　87
身長　6, 7
神経　16, 47
神経系　6, 15, 16, 47, 90
神経細胞　17
神経節細胞　59
神経線維　52, 59
振戦　88
真核生物　11
真皮層　69, 71
新生児　44

新生児期　5
新生児反射　19, 20
新皮質　54
人工栄養児　40
人工乳　40, 66
人体生理学　1
尋常性座瘡　69
腎臓　42, 85

す

スキップ　45
吸い込み反射　20
頭蓋　74
頭蓋骨　56, 74, 79
頭蓋変形　74
水晶体　64
水分　41, 81
水分摂取量　86
水溶性ビタミン　3
衰弱状態　7
睡眠時間　63
睡眠周期　62
膵液　59
膵管　59
膵頭部　59
膵尾部　59
錐体外路　49
錐体路　49
随意運動　19, 28, 43
随意的機能　15, 16
髄液　52
髄膜炎　74

せ

正円孔　51
正期産　1
正期産児　4
正期出生体重児　4
生殖器系　6
生体防御機構　35, 37
生命維持　53
生命維持機能　47
生命維持的活動　48
生理機能　8, 40, 84

生理的黄疸　8
成育学　1
成人　6
成人型循環　31
成長　5, 55
成長発達　1
成長ホルモン　55, 57
性行動　56
性腺刺激ホルモン　57
性ホルモン　58
青少年　45
清潔面　19
精液　9
精細管　61
精索　60
精子　9, 13, 60
精神機能　5
精神状態　12
精神遅滞　94, 97
精神発達診査　87
精神面　5
精祖細胞　61
精巣　9, 60, 61
精巣挙筋　61
精巣上体　60
静的姿勢反射　27
赤脾髄　80
脊髄　27, 53
脊髄神経　49, 54
脊髄神経後根　49
脊髄神経後枝　49
脊髄神経硬膜枝　49
脊髄神経前根　49
脊髄神経前枝　49
脊髄反射　43
脊髄レベル　27
脊柱　31
石灰化　75
赤血球　3, 73, 81
接着能　36
摂取量　42
摂食行動　8, 56
舌咽神経　51
舌下神経　51

舌下神経管　51
舌下腺　51
仙骨神経　49
先天異常　14
先天代謝異常　94
染色体異常　94
腺効果器　19
腺分泌　51
潜在意識　17
前頭骨　74
蠕動運動　8, 41

そ

ソマトスタチン　60
咀嚼　51
咀嚼運動　8
粗大　6
粗大運動　43
組織液　81
組織間液　81
組織マクロファージ　36
早（期）産　1
早（期）産児　4
総胆管　59
造血幹細胞　3
造血機能　4, 73, 80
造血細胞　3
造血臓器　3
造血能　79
増殖　14
臓器組織　34
束状帯　58
足底把握反射　20, 25, 27
促進拡散　2, 3
側臥位　26, 52
側弯（背）反射　27

た

タバコ　14, 92
立ち直り反射　22, 27
多動症候群　94, 96
多動性　96
抱きつき反射　21
唾液　81

106　索　引

唾液腺　59
代謝　41, 48, 55, 77, 78
代謝エネルギー　3
体液　42, 81
体液循環　41
体温　77, 84
体温調節　17, 71
体温調節機能　77
体温調節中枢　56, 78
体温調節能力　77
体幹立ち直り反射　22, 26
体幹部　7
体血管抵抗　31
体重　6, 7
体重減少　81
体循環　30
体性神経　53, 54
体性神経系　47
体節姿勢反射　27
体表面積　77
対称性緊張性頸反射　22, 24, 27
胎外　19
胎脂　77
胎児　2, 4, 29, 38, 43, 74
胎児肝　3
胎児感染　37
胎児期　2, 16, 77, 80
胎児循環　4, 8
胎生期　5
胎生初期　79
胎動　43
胎内　19
胎盤　4, 19
胎盤移行抗体　38
胎盤循環　29
胎便　8
大泉門　74
大腿骨　79
大腸　41
大動脈　9
大脳　17, 53
大脳基底核　54
大脳脚　18
大脳新皮質　17, 54

大脳半球　53
大脳皮質　16, 28, 54, 67
大脳皮質運動野　54
大脳辺縁系　17
第1呼吸　29
第2次性徴　69
第4脳室　27
第8脳神経核　27
第一大臼歯　76
第一乳臼歯　76
第二乳臼歯　76
脱水症　74
卵　82
担体　3
単球　33
単純拡散　2
単麻痺　95
炭酸ガス　2, 12, 13, 31, 42, 81
炭酸ガス分圧　30
炭水化物　60
胆汁　59
胆嚢　59
蛋白質　41, 42, 60, 82
男性ホルモン　61
弾性線維　80

ち

チミン　11
知覚作用　71
知覚神経　53
知覚線維　49, 53
知的障害　94
知能指数　94
乳首　8, 64
父親　11, 13
乳探索反射　20
窒息　92
中学生　9
中耳　65
中枢　15
中枢神経　19
中枢神経系　7, 20, 53
中枢性運動障害　95
中枢性運動神経　20

中層, 大脳の　17
中脳　18, 53
中脳蓋　18
中脳水道　18
中脳レベル　27
注視　64
貯蔵　42
長管骨　79
超高出生体重児　4
超早(期)産児　4
超低出生体重児　4
腸内細菌　41
腸粘膜細胞　40
蝶形骨　56
聴覚　6, 18, 51, 64, 66
聴覚経路　66
聴細胞　65

つ

つかまり立ち　44
つたい歩き　44
対麻痺　95
追視　64
椎間孔　49
椎体　79
痛覚　68

て

テストステロン　59, 61
デオキシリボース　11
デオキシリボ核酸　10
デヒドロエピアンドロステロン　58
てんかん　95
手足の動き　6
低緊張型　95
低出生体重児　4
低年齢児　8
低分子物質　2
定常領域　40
抵抗力　7
溺水　92
鉄イオン　3
天地創造　11

索　引　107

転倒　92
転落　92
伝達の手段　6
伝達物質　47, 53
電気刺激　65
電気信号　16

と

トルコ鞍　56
とびはね反応　21
どもる　89
吐乳　8
飛び込み反射　22
跳ぶ　45
糖質　41, 42, 82
糖質コルチコイド　58
頭囲　7
頭脚方向　6
頭頂骨　74
同調化　6
動眼神経　50
動脈管　8, 9, 31
瞳孔　49
独占欲　93
独立二足歩行　43
貪食作用　33, 36
貪食細胞　78
貪食細胞系　35
貪食能　36

な

内耳　65
内耳神経　51
内臓　19
内臓感覚　51
内臓（諸）器官　48, 90
内臓脳　17
内皮細胞　79, 80
内分泌　55
内分泌器　2
内分泌系　16, 17
内分泌疾患　94
涙　81
喃語　97

難聴　97

に

2次赤芽球　79
ニューロン　47, 52
二重支配　47
二重らせん構造　11
苦味　67, 68
肉類　82
日周期性　63
乳犬歯　76
乳歯　75, 76
乳児　43, 44, 62, 88, 90
乳児期　5, 6, 37
乳児便　8
乳製品　82
乳頭体　69
乳び槽　80
乳房　9
乳幼児期　17, 76
尿　81
尿意　85
尿量　84
人間関係　91
妊娠期間　1, 4
妊娠初期　75
妊娠中期　76
認識　15, 16

ぬ

ヌクレオチド　11
ヌクレオチド配列　10

ね

寝返り　44
年月齢　74
粘液　81
粘膜分泌型　40

の

ノルアドレナリン　47
ノルエピネフリン　29, 59
ノンレム睡眠　62, 63
能動（的）移送　3, 37

能動的吸収　29
能動免疫　38, 39
能動輸送　2
脳　15, 90
脳下垂体　16
脳幹　17, 53
脳幹部　16
脳幹レベル　27
脳細胞　17, 46, 65, 66
脳死　16
脳室　52
脳腫瘍　74
頭頂骨　74
脳神経　49, 50, 54
脳性麻痺　95, 97
脳脊髄液　81
脳の奇形　94
脳の成熟　8, 17
濃度勾配　2, 3

は

バビンスキー反射　21, 25
パラシュート反射　23, 26, 28, 44
把握反射　20
破壊行為　96
破壊的本能　93
歯ぎしり　88
歯ぐき　76
背臥位　22, 24, 26
背屈反射　28
肺界面活性物質　29
肺間質液　29
肺血管抵抗　8, 30, 31
肺血流量　30, 31
肺呼吸　9, 29, 71
肺サーファクタント　29
肺循環　9, 30
肺静脈　30
肺動脈　9
肺動脈抵抗　8
肺表面活性物質　3
肺胞　3
肺胞液　3, 29
肺胞細胞　3

108　索　引

肺毛細血管　3, 30
排泄　17, 19, 41, 42, 87
排尿　19, 81, 85
白脾髄　80
走る　45
白血球　3, 33, 73, 78, 81
発育　5
発育過程　4
発育現象　6
発育状態　7
発育の原則　5
発音不明瞭　89
発汗作用　71
発達　5
発達指数　94
発達生理　1
発達の遅れ　87
発熱　78
発熱物質　78
母親　11, 13
反抗的態度　93
反射　19
反射運動　43
反射弓　19
反射中枢　19
汎在性姿勢反射　27
汎在性静的反射　27

ひ

ヒスタミン　35
ヒト免疫グロブリン製剤　39
ビタミン　82, 83
ピノサイトーシス　3
ひとり歩き　44
ひとり立ち　6
びまん性肥厚　79
引き起こし反射　22, 27
皮下脂肪組織　69, 71
皮脂腺　69
皮膚温　77
皮膚血管　77
皮膚細胞　72
皮膚刺激　29
皮膚疾患　63

皮膚付属器官　69
泌尿器　2
肥満細胞　40
非自己　34, 35, 36
非対称性緊張性頸反射　22, 24, 27
脾臓　79
尾骨神経　49
微細　6
微笑反射　21
鼻粘膜　67
光刺激　29
必要量　42
泌乳刺激ホルモン　55, 57
人見知り　88
表現作用　71
表現力　7
表情　6, 71, 94
表皮角化　69
表皮層　69, 71
表面張力　29
病原体　33, 37, 39

ふ

ブドウ糖　12, 13, 42
プロラクチン　56
不感蒸泄　81
不従順　93
不随意的機能　15, 16
不随意的神経中枢　47
不注意　96
不定睡眠　62
符号　6
不器用　46
副交感神経　31, 47, 48
副神経　51
副腎髄質　49, 58
副腎動脈　58
副腎皮質　57
副腎皮質刺激ホルモン　57
副腎皮質ホルモン　58
副膵管　59
腹臥位　22, 24, 26
腹式呼吸　31, 32

物質交換　2
分解産物　41
分解能　37
分泌型免疫グロブリンA　40
分泌排除作用　71
分娩予定日　1
分裂　14
文化遺産　5

へ

ヘモグロビン　32
ペントース　11
平滑筋芽細胞　79, 80
平滑筋細胞　79, 80
平均出生体重　7
平衡覚　51
平衡反射　28
片麻痺　95
扁平骨　79

ほ

ホルモン　81
ポリマー　11
歩行　6
歩行反射　21, 26, 27, 28
保温　9, 13, 77
保護伸展反射　28
保湿　77
匍匐反射　22
哺乳　8
哺乳運動　8
哺乳ビン　64, 76
哺乳力　81
補体　40
補体系　35
補体作用　40
母子相互作用　6
母体　4
母体胎盤　4
母乳　19, 37, 66
母乳栄養児　40
萌出時期　75
縫合　74
防御機能　35, 80

傍濾胞細胞　57
膀胱　85
膀胱神経　85
本能　12, 17

ま

マグネシウム　73
マクロファージ　3, 33, 35, 37
前歯　75, 76
末梢神経系　53, 54
末梢性運動神経障害　20
末梢組織　32
豆製品　82, 83
満腹感　68

み

ミトコンドリア　12, 13
ミトコンドリア DNA　13
ミネラル　41, 73, 81, 82
ミルク　19
未熟児　4
未消化物　41
味覚　51, 64
味覚器　67
味覚野　67
味蕾　68
水　12, 13
脈拍数　84

む

無感動　94
無気力　94
無呼吸発作　31
虫歯　75, 76
虫歯予防　87

め

メディエーター　34
メラトニン　56
メラニン細胞刺激ホルモン
57
メラニン色素　71
迷走神経　51
迷路性立ち直り反射　23, 26

免疫　33
免疫獲得機構　37
免疫学的学習　37
免疫学的防御　36
免疫機構　34
免疫機能　6
免疫グロブリン　3, 37, 40
免疫系　16
免疫細胞　33, 35
免疫反応　36

も

モロー反射　21, 24, 27, 44
文字　6
毛細血管　41
毛髪　69
網状帯　58
網膜　50
沐浴　77
門脈　41

や

やけど　92
夜尿症　85
野菜類　82

ゆ

油脂類　82
輸送　3
有棘層　69, 70
遊走能　36
遊離脂肪酸　2
指しゃぶり　76, 88, 96

よ

ヨード　3
夜泣き　63
幼児　44
幼児期　5
幼児語　91
幼稚園　6
幼稚語　91
陽性支持反射　22, 27
腰神経　49

欲求　17

ら

ラクトフェリン　37, 40
ラクトペルオキシダーゼ　37
ランゲルハンス細胞　70
ランゲルハンス島　59, 60
ランドウ反射　25, 27
落屑　70
卵円孔　9, 30, 31, 51
卵黄嚢　1, 3, 79
卵管　60
卵子　9, 13
卵巣　9, 60

り

リゾチーム　37, 40
リポ蛋白　3
リポフスチン顆粒　58
リン　3, 73
リン酸　11
リン脂質　3
リンパ液　65, 81
リンパ管　41
リンパ管叢　80
リンパ球　16, 33, 36
リンパ系　79
リンパ節　80
リンパ組織　33
リンパ嚢　80
罹病率　7
離乳食　8, 76, 88
立位　26, 74
流産　14
両棲動物的反射　27
両大脳半球　53
両麻痺　95
臨界期　6

れ

レム睡眠　3, 62, 63
連合反射　27
連絡網（神経回路）　17

ろ

濾過　42
濾胞上皮細胞　57
老廃物　41
漏出液　3
肋骨　79

欧　文

A 細胞　60
acetylcholine　47
adenine (A)　11
adrenaline　49
adrenocorticotropic
hormone (ACTH)　57
ageing　5
aldosterone　58
androgen　58, 61
asymmetrical tensional neck
reflex (ATNR)　22, 24
attention-deficit/hyperact-
ivity disorder (ADHD)　96
autism　97

B 細胞　33, 36, 60
Babinski reflex　21, 25
barrier　2, 52
body righting reflex　22, 26
breast search reflex　20

C 細胞　57
calcitonin　57
circadian rhythm　63
Cl⁻ Cl^-　81
colostrum　38
corticosterone　58
cortisol　58
cortisone　58
creeping reflex　22
critical period　6
cross reflex　21
crossed extension reflex
21, 23
cytosine (C)　11

D 細胞　60
dehydroepiandrosterone
(DHEA)　58
deoxyribonucleic acid
(DNA)　10, 11
deoxyribose　11
development　5
development quotient (DQ)
94
dihydrotestosterone (DHT)
61
diving reflex　22

elastin　79
embrace reflex　21
entrainment　6
epinephrine　29, 59
estrogen　59

funning sign　21

Galant reflex　22, 23
gene　10
glucagon　60
gonadotropin　57
grasping reflex　20, 24, 25
growth　5
growth hormone (GH)　55,
57
guanine (G)　11

head control　6
hopping reaction　21
HPO_4^{2-}　81

IgA　40
IgG　37
IgM　37
immunoglobulin (Ig)　37,
40
insulin　60
intelligent quotient (IQ)　94

K^+　81

labyrinthine reflex　23, 26
lactoferrin　37, 40
lactoperoxidase　37
Landau reflex　25
Langerhans island　59
learning disability (LD)　96
Leydig cell　61
luteinizing hormone (LH)　56
lysozyme　37, 40

macrophage　3
meconium　8
mediator　34
melanocyte stimulating
hormone (MSH)　57
melatonin　56
mitochondria　12
Moro reflex　21, 24
mtDNA　13

natural moisturizing factor
(NMF)　69
Na^+　81
neck righting reflex　22, 25
neuron　47, 52
NK(natural killer)細胞　35, 37
non-REM sleep　62
noradrenaline　47
norepinephrine　29, 59
nucleotide　11

optical righting reflex　23, 26
oxytocin　57

parachute reflex　23, 26
pentose　11
phosphoric acid　11
pinocytosis　3
polymer　11
positive supporting reflex　22
postural reflex　26
prevalence　7
primitive reflex　19, 20
prolactin (PRL)　56, 57

索 引　111

rapid eye movement sleep
(REM)　62
regurgitation　8
righting reflex　22
rooting reflex　20, 23

shunt　9, 31
sitting　6
smile reflex　21
somatostatin　60
standing alone　6
stepping reflex　21, 26
sucking reflex　20, 23

supporting reflex　25
symmetrical tensional neck
reflex (STNR)　22, 24
synapse　52

T 細胞　33, 35
testosterone　59
thymine (T)　11
thyroglobulin　57
thyroid hormone　55
thyroid stimulating hormone
(TSH)　56, 57
Toll like receptor (TLR)　37

tonic labyrinthine reflex　24
tonic neck reflex　21
traction response　22

vasopressin　57
vomiting　8

walking　6
WHO　5

X 線検査　74

五十嵐　勝朗　（イガラシ　カツロウ）

昭和17年、生まれる。昭和43年弘前大学医学部卒業後、小児科助手、小児科講師をつとめたのち、カリフォルニア大学サンフランシスコ校に留学。国立療養所岩木病院院長、国立療養所青森病院院長をへて、平成16年、国立弘前病院院長に転任。平成20年、国立弘前病院名誉院長。

〈主な資格・活動〉
日本循環器学会専門医、日本小児科学会専門医、日本医師会認定産業医、未病医学認定医、日本小児循環器学会特別会員　など

〈主な著書〉
日本人の育児／小児慢性疾患患者マニュアル／今日の小児栄養／児童生徒の生活習慣病検診マニュアル／学校心臓検診マニュアル／循環器病　数式で解く血行動態の秘密／医師に必要な実務・法的知識／津軽のやさしさを医療にも（Ⅰ，Ⅱ）／半医半筆、山形暮らし／診療に役立つ乳幼児の生理学／北国から贈る明日へのカルテ／微笑みのバトン／記憶のラブレター／追憶のシンフォニー／病める人には安らぎを　健やかなる人には幸せを

医療従事者のための
乳幼児の発育と生理機能

2025 年 1 月 29 日　　第 1 版第 1 刷発行

著　　　者　　五十嵐　勝朗

発 行 所　　**径 書房**^{こみち}

　　　　　　〒 150-0043　東京都渋谷区道玄坂 1-10-8-2F-C
　　　　　　電話　03-6666-2971
　　　　　　FAX　03-6666-2972

印刷・製本　　中央精版印刷株式会社

装丁・本文イラスト　　針谷 由子

©2025 Katsuro Igarashi
Printed in Japan
ISBN978-4-7705-0243-8

好評発売中

五十嵐勝朗の本

さくらんぼの里、山形県寒河江から届くのは
あらゆるものに向けられる深く優しい眼差し。
少年時代・ふるさと・健康・医療・歴史文化まで、
生きる〈喜び〉と〈知恵〉に満ちあふれた随筆集。

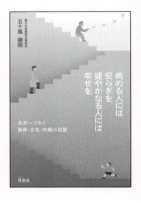

病める人には安らぎを 健やかなる人には幸せを
未来へつなぐ医療・文化・故郷の記憶

発行日：2024年8月26日
定　価：本体 1,800 円＋税

追憶のシンフォニー
医師が語る医療・故郷・歴史文化

発行日：2020年12月15日※
定　価：本体 1,600 円＋税

微笑みのバトン
優しく医療を見つめ、故郷の未来を想う

発行日：2018年6月15日※
定　価：本体 1,600 円＋税

記憶のラブレター
北国に暮らす医師からの伝言

発行日：2019年8月1日※
定　価：本体 1,600 円＋税

北国から贈る明日へのカルテ
日々の暮らしから医療、介護まで

発行日：2013年10月7日※
定　価：本体 1,600 円＋税

※が付いている書籍は、発行：ポリッシュ・ワーク、発売：径書房となります。